私密整形外科
手术图解

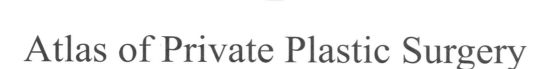

Atlas of Private Plastic Surgery

主　编 · 姚建民

副主编 · 徐靖宏　杨体泉　文辉才

主　审 · 王　炜

上海科学技术出版社

图书在版编目（CIP）数据

私密整形外科手术图解 / 姚建民主编. -- 上海 ：
上海科学技术出版社，2023.2（2024.4重印）
　ISBN 978-7-5478-5995-7

Ⅰ．①私… Ⅱ．①姚… Ⅲ．①乳房－整形外科手术－
图解②外生殖器－整形外科手术－图解 Ⅳ.
①R655.8-64②R699-64

中国版本图书馆CIP数据核字 (2022) 第213631号

私密整形外科手术图解

主　编　姚建民

副主编　徐靖宏　杨体泉　文辉才

主　审　王　炜

上海世纪出版（集团）有限公司
上海 科 学 技 术 出 版 社 　出版、发行

（上海市闵行区号景路 159 弄 A 座 9F-10F）
邮政编码 201101　www.sstp.cn
苏州工业园区美柯乐制版印务有限责任公司印刷
开本 889×1194　1/16　印张 13.5
字数：300 千字
2023 年 2 月第 1 版　2024 年 4 月第 2 次印刷
ISBN 978-7-5478-5995-7/R·2657
定价：148.00 元

内容提要

　　本书以解剖学、整形外科学为基础，结合其他学科知识，以及编者临床实践的成功经验和失败教训，以图解的编写方式，通过 1 500 余幅示意图和照片配以文字，全面系统地介绍了乳房和外生殖器常见的各种畸形及相应的整形修复术式、流程，包括编者团队摸索与创新的术式、操作技巧及关键点。

　　本书旨在为具有一定临床实践经验和基础的整形外科、泌尿外科、美容外科、乳腺外科及妇科同道，尤其是年轻医师，提供一部图文并茂、简洁明了、通俗易懂的参考书，以提高乳房和外生殖器常见各种畸形修复的技巧、诊治水平和实际操作能力。

编者名单

主　编

姚建民

副主编

徐靖宏　杨体泉　文辉才

主　审

王　炜

参编人员

（以姓氏笔画为序）

丁　晟　杭州整形医院整形外科

丁金萍　北京医院美容外科

于一佳　浙江大学医学院附属第一医院整形外科

马　亮　杭州整形医院整形外科

文辉才　南昌大学第一附属医院整形外科

方青青　浙江大学医学院附属邵逸夫医院整形外科

任丁香　杭州仁德妇产医院妇产科

杜　鹃　杭州连天美医疗美容医院美容外科

李　宏　杭州红房子妇产医院妇产科

杨体泉　广西中医药大学附属国际壮医医院小儿外科

杨甄宇　杭州整形医院美容外科

吴文燕　成都八大处医疗美容医院美容外科

沈泽仁　浙江大学医学院附属第一医院整形外科

张小红　义乌张小红医疗美容医院美容外科

林乃弓　浙江大学医学院附属杭州市第一人民医院乳腺外科

郑有卯　浙江省台州医院整形外科

祝　震　杭州整形医院美容外科

姚建民　杭州整形医院整形外科

徐小霞　上海美立方医疗美容医院美容外科

徐靖宏　浙江大学医学院附属第一医院整形外科

谈伟强　浙江大学医学院附属邵逸夫医院整形外科

黄云萍　杭州整形医院麻醉科

黄秋萍　中信惠州医院美容外科

谢庆平　杭州求是医院显微外科

裘一清　浙江大学医学院附属第一医院整形外科

黎　秀　杭州红房子妇产医院妇产科

编委介绍

整形外科主任医师，1982年毕业于原浙江医科大学杭州分校（现杭州师范大学医学院）。2012年起任杭州整形医院副院长兼外一科主任。2019年被聘杭州微笑行动慈善医院名誉院长。1991年荣获杭州市首届"十佳"青年医生称号。2021年获"母亲微笑行动"终身成就奖。

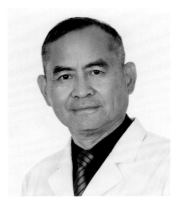

主编　姚建民

1985年起参与并见证杭州整形医院和杭州手外科医院的创建与发展。杭州市卫生健康委员会首批4个重点学科之一的学科带头人。浙江省医学会整形外科学分会第五届和第六届委员，浙江省医学会医学美容与美学分会第二届委员，杭州市医学会整形与显微外科学分会第一届副主任委员，浙江省医学会医疗事故鉴定专家库成员，浙江省医学会手外科学分会第一届常委，浙江省康复医学会四肢功能重建专业委员会第一届副主任委员，浙江省医师协会显微外科医师分会第一届委员会副会长，《中华显微外科杂志》第七届和第八届特约编委和第九届通讯编委。

从事整形外科临床工作40余年，发表学术论文50余篇，其中SCI收录14篇，中文核心期刊23篇。承担并完成省部级、地市级课题11项，分别达到国内外领先、先进水平，相关成果分别获国家级、省级和市级多项科技成果奖励。主编《手足部创面皮瓣修复临床手术图谱》《手及上肢先天性畸形》《唇腭裂及面部畸形手术图解》、*Congenital Deformities of the Hand and Upper Limb*、《中国整形外科学》（第四分卷）和 *Atlas of Cleft Lip and Palate & Facial Deformity Surgery*，参编《整形美容外科手术失误及处理》等多部学术专著，获国家实用新型专利1项。

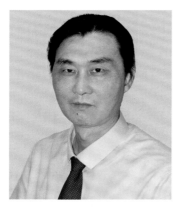

副主编　徐靖宏

整形外科博士，主任医师，博士研究生导师。师从我国著名整形美容专家王炜教授。现任浙江大学医学院附属第一医院整形外科主任，兼任中国医师协会整形与美容医师分会常委、浙江省医学会整形外科学分会候任主任委员。

从事整形美容外科 27 年，参加各类整形美容手术 2 万余例。获国家发明专利 1 项，主持国家级科研项目 3 项、省级科研项目 3 项。发表 SCI 论文 40 余篇，指导博士、硕士研究生 32 名。

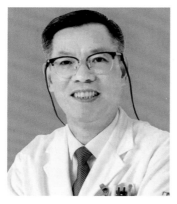

副主编　杨体泉

原广西医科大学第一附属医院小儿外科主任，现任广西中医药大学附属国际壮医医院院长助理、大外科主任、小儿外科主任，主任医师（教授），硕士研究生导师。

广西医学会小儿外科学分会主任委员，中国医师协会小儿外科医师分会常委，中国抗癌协会小儿肿瘤专业委员会委员，《中华小儿外科杂志》资深编委。发表学术论文 80 余篇，其中 SCI 收录 5 篇。参编小儿外科学术专著 4 部。获广西科学技术进步奖二等奖 1 项。

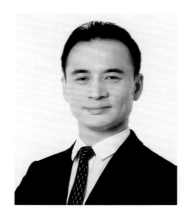

副主编　文辉才

整形外科博士，主任医师，博士研究生导师，现任南昌大学第一附属医院整形外科主任。江西省医学会整形外科学分会主任委员，中华医学会整形外科学分会委员，中华医学会组织再生与修复分会委员，中国整形美容协会美容与再生医学分会常务理事。

从事整形美容专业 25 年，成功完成各类整形美容手术 3 万余例。担任多种学术期刊审稿专家，发表学术论文 40 余篇，承担省级课题 8 项，主编学术专著 1 部。

序

　　自 2020 年伊始，新冠肺炎疫情在全球范围内传播、蔓延，该疫情的大规模流行，对世界整形外科事业的影响也是巨大的，就在这与疫情抗争的岁月里，我收到姚建民主任医师编著的又一本学术专著——《私密整形外科手术图解》，很高兴接受他的邀请，为该书作序。

　　整形外科医疗受益人群包括患者和正常人。

　　整形外科医学是根，修复重建理论实践是树干，顶部生长着"花朵和果实"，一束是"救死扶伤，使伤者不残、残者不废"，另一束是"使人英俊、美丽、年轻、愉悦"。这两类医疗行为互相交叉和转化，伤、畸、病、残者经过医疗可以英俊、美丽、年轻、愉悦，两种医疗行为采用同样的理论、方法和路径，并有相关的艺术和哲学内涵。

　　整形外科是外科学界"无边界的学科"。男女性特征器官的修复重建、改造、再造、美化是学科的重要医疗项目。姚建民主编的《私密整形外科手术图解》，通过治疗前后患者的照片反馈，来介绍男女性特征器官的整形技巧。这类整形外科的专科书籍比较稀少，期盼该书的出版能对临床医疗和研究提供重要的参考。

　　姚建民医生从小受到家庭和社会的熏陶，坚定自己从医的目标。他以亲情和深深的爱去医治患者，立志做一个高尚的人、全心全意为患者服务的医师，学习中华民族的传统、优秀的道德标准，以此指导自己 40 余年的医路人生旅程。

　　记得在 20 世纪 80 年代初期，他在我院进修整形外科时，就是一位善良且勤奋好学、富有创新追求的好医师。几十年来，他严格要求自己，勤奋学习，默默无闻地践行着"敬人行医、治病救人"的理念，坚持做善事。他放弃了很多个人休息的时间和获利的机会，放弃了与家人欢聚的时光，日以继夜，刻苦学习与研究，最终成为一位品德高尚、临床经验丰富、技术水平较高、著作颇丰的学者。作为医者，他始终抱着一颗不断更新创造的善心，坚持为伤病残者服务，为追求更美好生活的求美者服务。40 余年来，他还不断坚持参加"中国微笑行动"的慈善医疗服务，并和该组织的创始人韩凯医师及众多医护专家、志愿者一起，到祖国边远、贫困和缺乏良好医疗条件的地区，免费救治了3万余例唇腭裂患儿。他在微笑活动手术室里度过了不知多少次生日，而在这些医疗救治慈善活动中，他不仅救治了残缺病员，也提升了自己。

《私密整形外科手术图解》是一部记录了编者几十年临床实践经验的著作，图文并茂，易于理解。故此我将该书推荐给读者，但我更希望将编者这一代人孜孜不倦从事整形外科事业，并为此奉献了一生的精神分享给大家，以"医心至善，上善若水"为信念，与君共勉。

上海交通大学医学院附属第九人民医院 终身教授

于上海，2022 年 10 月

前　言

随着我国现代化建设的快速发展和物质水平的不断提高，人们对男女私密部位（包括女性乳房及男女性外生殖器）的整形需求日益增加。由于从事私密部位整形的医生不多，研究队伍也相对较少，该领域的发展大多依靠师承带教和少量的教材资料，因此，一些理论和实践上的不足乃至错误，也被延续下来了。为了批判性地继承、纠正和改良私密部位整形的手术理念、方法和技巧，编者克服心理压力及顾虑，总结回顾40余年的临床实践，将成功经验和失败教训汇编成书，供从事相关专业的同仁参考与借鉴。

希望本书的出版能为该领域内的医护人员提供相关的理论知识和实践技能，能帮助他们对本专业产生新的理解和认知，从而推动我国私密整形外科事业的发展和进步。

本书编著前后历时5年，我们尽全力做到系统和全面。但由于水平有限，书中疏漏错误之处在所难免，诚盼广大读者批评指正。

在本书出版之际，谨代表编委深深地感谢创建杭州整形医院、见证医院发展30余年的陈杭老院长，同时感谢为医院的发展、壮大付出心血的历任院长及同事们！感谢在医疗实践中信任我们的患者！感谢我的家人给予的理解和支持！感谢热心支持整形外科事业发展的杭州爱心人士翁建勋先生！

于杭州，2022年10月

目 录

上 篇
乳头、乳晕、乳腺畸形

下 篇
外生殖器畸形

上 篇

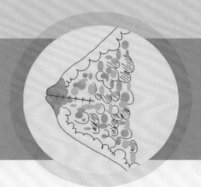

乳头、乳晕、乳腺畸形

女性乳头、乳晕、乳腺等隐私部位，由于先天发育异常或后天获得性造成的各种病理、生理的肥大、萎缩、畸形不美或残缺不全等，需要通过整形外科的方法、手段或技巧来进行改形、修复、再造。文献报道的乳头、乳晕、乳腺整形手术方法很多，也各有一定的效果与不足，这些术式一直在不断地被改良、更新、完善和验证。随着人们物质生活水平的提高，女性对躯体上半身的私密器官（如乳头、乳晕、乳腺）美丽形态的追求也在不断提升，以利于体型的改善和性生活的和谐，这些都对整形外科医生提出越来越高的要求与期望。

第一章
乳头畸形

第一节 · 乳头内陷

乳头内陷多数为先天性的乳头发育不良，少数是创伤、疾病或手术后结果。乳头内陷表现轻者乳头不显露，有的陷于乳晕之内；重者乳晕低于皮肤平面，完全缺失。乳头内陷的临床病例并不少见，Schwager（1974 年）报道的发病率为 1.76%，Park（1999 年）报道的发病率为 3.26%，且多数为双侧。这些病例除了外形不美，同时影响哺乳，还易纳污积垢，继发湿疹或反复炎症，这都给患者带来心理压力和生活不便。

下面介绍的几种纠正、修复乳头内陷的方法，各有其优缺点，需要不断摸索和提高，仅供读者参考。

一、临床分型

乳头内陷根据其乳头颈部是否突出和轻易挤出分成轻、中、重三度。①轻度：颈部（+）＋挤出（+）。②中度：颈部（-）＋挤出（+）。③重度：颈部（-）＋挤出（-）。

二、手术方法

1. 埋线法 · Peled（1999 年）和姚建民（2001 年）运用单纯线材进行乳晕皮下埋藏，矫正乳头内陷畸形，作者简称埋线法。原理是用线材将局部组织通过牵拉、提升、紧缩和固定等作用，达到重塑或改变身体体表微小器官、皮肤形态的效果。

本术式将线材埋于乳头根部，做单圈或双圈荷包的缝合，提紧、收缩皮下组织，挤出、形成乳头。选用线材为 3-0~5-0 中、长期可吸收的缝线。这是一种简单、有效的手术方法，具有无切口、无创面、损伤极小、恢复较快的优点。一般没有严重的后遗症。

（1）适应证：对轻度乳头内陷者适用，或作为辅助术式。

（2）切口设计：于乳晕内，靠近乳头的根部，设计埋线路径（图 1-1）。

（3）手术步骤：①局部常规消毒、铺巾。②局部浸润麻醉。③以乳头为中心，以乳头至乳晕的边缘之中点，画圆标记埋线路径。④缝一针牵引乳头。⑤在设计线上的任意一点进针，沿设计线环行缝合，出针于设计线；再从出针点进针，每次进针是前一次的出针点（原点），依次环绕设计线一圈；从第一针眼出针，打 4 个结，用镊子送线结埋入皮下后，剪线。

（4）关键点：①打结后先将线结送入皮下，再剪线。如果先剪线，后送线结，线结容易散。②如果考虑缝线力量不够，可以双圈埋线。

（5）并发症：线结反应，线结外露。

（6）复发率：高。

（7）注意事项：第一针的针眼应预先扩大，便于最后将线结埋入皮内。

（8）典型病例及分析：详见病例 1 至病例 4。

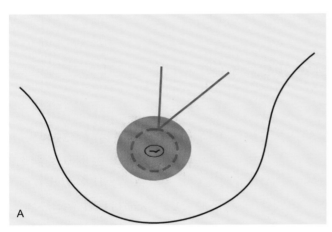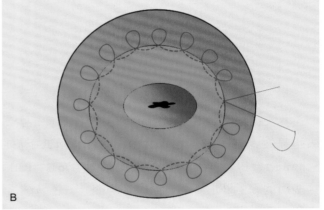

图 1-1　埋线法示意图
A. 设计部位；B. 埋线操作

【病例 1】

· 病史介绍：女性，25 岁，未婚。双侧乳头内陷，乳头颈不明显，但能牵拉后突出。为了保留今后的哺乳功能，希望选用不损伤乳腺导管的术式。

· 手术方法：埋线法。

· 手术步骤：本例采用单圈埋线的方法，术中提起乳头，围绕乳头根部，做荷包埋线缝合（图 1-2）。

· 术后随访：术后 3 个月复发，乳头重新回陷，究其原因，可能是术式选择不当或术中没有钝性分离乳头下纤维，松解牵拉。

· 注意事项：①单圈或双圈埋线于乳头根部均可，以双圈效果为佳。②提紧埋线对乳头血供并不影响。③选择正确的术式很重要。

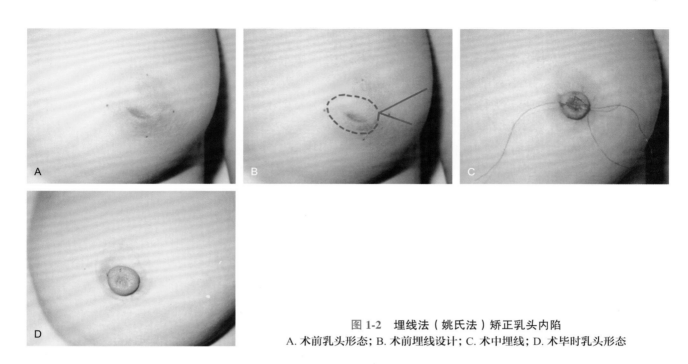

图 1-2　埋线法（姚氏法）矫正乳头内陷
A. 术前乳头形态；B. 术前埋线设计；C. 术中埋线；D. 术毕时乳头形态

【病例 2】

- 病史介绍：女性，38 岁，已婚，生育一女。乳头轻度内陷，乳头颈部较短，乳头显露，但不突出。
- 手术方法：埋线法。
- 手术步骤：采用单圈埋线的方法，术中提起乳头，围绕乳头根部，做荷包埋线缝合（图 1-3）。
- 术后随访：恢复顺利，术后效果良好。

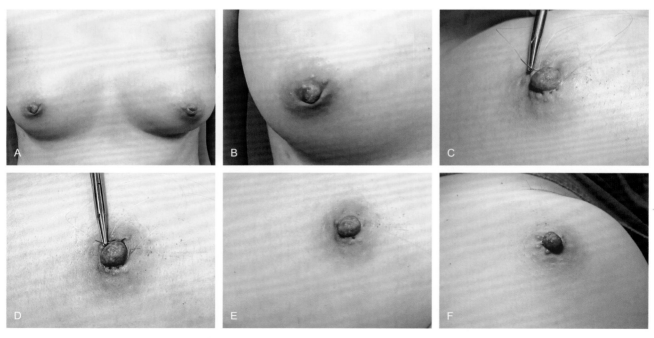

图 1-3　埋线法矫正乳头内陷
A. 双侧乳头平坦；B. 右侧乳头形态；C. 双圈荷包，埋线缝合；D. 贯穿乳头，埋线固定；E. 术毕时形态；F. 俯视观察

【病例3】

· 病史介绍：女性，23 岁，未婚。乳头内陷畸形，乳头颈部存在，但不轻易拉出。

· 手术方法：为考虑今后哺乳，选择改良埋线法（松解乳头下纤维 + 荷包埋线）。

· 手术步骤：①提起乳头，于其根部做点状切口，钝性分离乳头下组织。②在乳头根部，做交叉式贯穿乳头、缝合组织。③双圈荷包缝合埋线。详见图 1-4。

· 术后随访：3 个月后乳头内陷复发。

· 注意事项：松解乳头下方的纤维组织不够充分，或松解后纤维回缩导致乳头内陷复发。

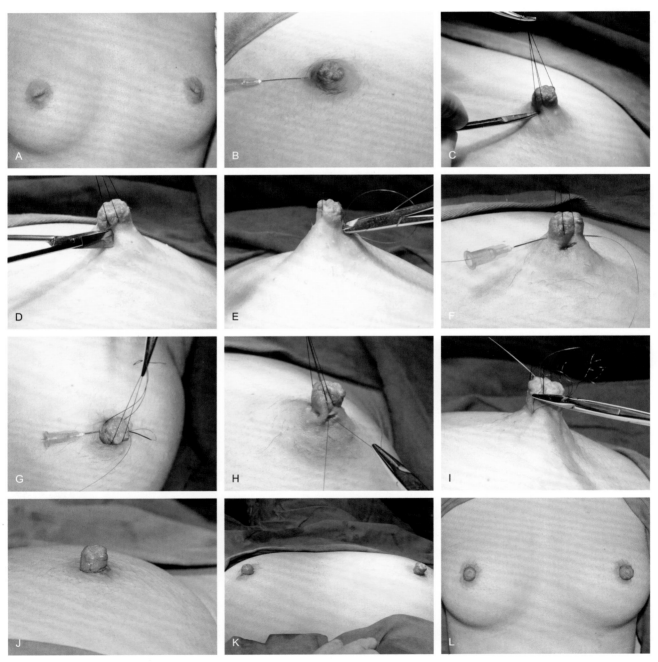

图 1-4　改良埋线法矫正乳头内陷

A. 术前乳头形态；B. 局部浸润麻醉；C. 缝线牵引；D. 颈部切开，松解牵拉的纤维；E. 用 3-0 PDS 线贯穿缝合；F. 十字形贯穿；G. 埋线缝合；H. 贯穿打结；I. 提线剪断；J. 术毕形态；K. 双侧乳头形态；L. 术后 1 周形态

【病例4】

· 病史介绍：女性，50岁，已育一胎。双侧乳头内陷，乳头颈部存在，但不显长度，通过手法操作能拉出。

· 手术方法：改良埋线法（松解乳头下纤维＋荷包埋线）。

· 手术步骤：①松解乳头下方的纤维组织，先于乳头根部经点状切口，分离、松解乳头下的纤维组织。②然后提起乳头，用3-0可吸收线于乳头根部做荷包缝合。详见图1-5。

· 术后随访：效果一般，乳头时隐时现。

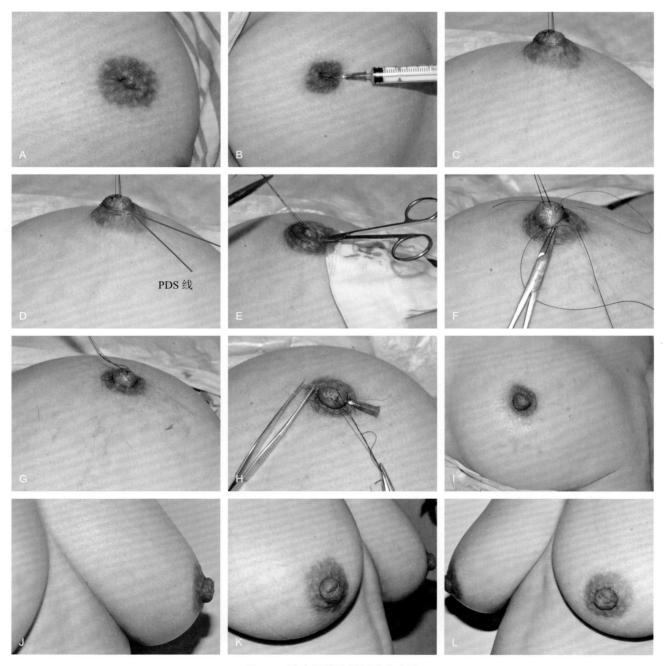

图1-5 改良埋线法矫正乳头内陷

A. 术前乳头内陷；B. 局部麻醉；C. 牵引乳头；D. 缝线设计；E. 点状创口，分离牵拉的束带；F. 荷包缝合；G. 线结埋于皮下；H. 贯穿缝合，闭合创面；I. 术毕，内陷矫正；J. 侧面观察；K. 术后2周形态（右侧面观察）；L. 左侧面观察

· 注意事项：①埋线法术式的前提条件是要有乳头颈部的存在，或松解乳头下方的纤维组织，拥有足够的颈部，才能有其疗效。②贯穿缝合有一点作用，但作用不如彻底地松解牵拉乳头的束带。

治疗体会

本组 4 例病例，1 例有效，2 例无效，1 例有改善，分析如下：

○ 手术疗效与选择术式有关，轻度内陷可以选择单纯埋线。但是对中度以上的乳头内陷，单纯埋线疗效不够确切、稳定，需要另外附加方法处理更好。

○ 点状路径松解纤维组织有效，但有时还不够彻底，仍有复发的概率。

○ 重度内陷病例不宜选择埋线法。

2. **新月形乳晕瓣法（王炜法）** 本术式采用组织瓣移植，适应各种不同程度的乳头内陷的手术方法。王炜（1992 年）几经改良，称为新月形乳晕瓣法，设计理念是将部分的乳晕组织旋转成为乳头的一部分，这样增加了乳头的长度、体积。另外，将乳腺组织瓣旋转、插入乳头做内容物，作为乳头的支撑，可有效预防内陷复发、手术失效（图 1-6）。

（1）适应证：适用于中、重度内陷者。

（2）切口设计：于乳晕内，设计一个单蒂的月牙形瓣，蒂在乳头根部，蒂宽约为乳头周径的 1/4。三角瓣可以设计 1~3 个。

（3）手术步骤：①局麻下于乳晕切开三角瓣皮肤；分离皮下，切断乳头纤维束及乳腺导管；根据需要，切断部分或大部分乳腺导管。②制备乳腺组织瓣：如不能矫正乳头内陷，可在乳头下方及乳晕下方设计乳腺组织瓣充填乳头及乳头颈，即设计（0.6~1.0）cm×（1.5~2.0）cm 的乳腺组织瓣，尖端为切断乳腺

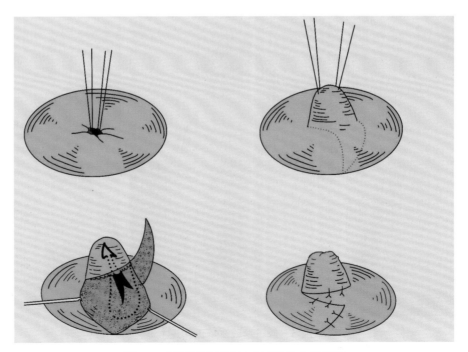

图 1-6　新月形乳晕瓣法（王炜法）示意图

导管的下方，蒂在远端，留足蒂部。③用 5-0 可吸收线缝合，将新月形乳晕皮瓣插入乳头颈部，乳头颈部做荷包口缝合，防止组织瓣回纳，以致复发。④乳头用牵引线固定，术后 7 天拆线。

（4）关键点：①彻底松解牵拉的纤维组织。②注意远端的蒂部血运，以防组织瓣失活。③及时缝合腺体创面，以免积液、感染。

（5）并发症：①术后瘢痕明显。②术后影响哺乳。③注意蒂部血供，防止移植后组织血供不足而坏死。

（6）复发率：较低。

（7）注意事项：①皮瓣蒂宽不宜超过乳头周径的 1/2，以免影响乳头血供。②乳腺瓣斜行切取为妥，便于转位，蒂部近乳头根部。③固定腺体可以于乳头根部，贯穿埋线缝合。

（8）典型病例及分析：详见病例 5。

【病例 5】

· 病史介绍：女性，53 岁，分娩一胎。乳头中度内陷术后 4 年复发。双侧乳头内陷，不容易拉出乳头，颈部不明显。

· 手术方法：新月形乳晕瓣法（王炜法）。

· 手术步骤：术中设计新月形瓣，在皮瓣深层斜行切取乳腺组织瓣；转移乳腺瓣插入乳头内，乳头根部贯穿缝合、固定；将皮瓣插入乳头根部，以延长乳头，腺体创面及时封闭缝合。详见图 1-7。

· 术后随访：术后恢复良好。随访 2 个月，左侧未见复发，右侧有改善，但乳头中央仍有凹陷。

· 注意事项：①本例乳头内陷其乳头内容空虚，需要填充乳头内容物，选用本术式较为合适。②宜斜行切取乳腺瓣，呈长条，便于转位、到位。③右侧乳头中央的畸形未能完全矫正，是由于乳头中央的凹陷皮肤未做皮下彻底的分离、松解及缝合固定。

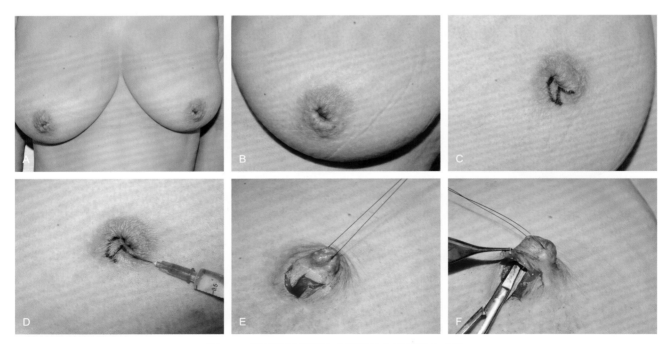

图 1-7　新月形乳晕瓣法（王炜法）矫正乳头内陷
A. 双侧乳头内陷（正面）；B. 右侧为例；C. 切口设计；D. 浸润麻醉；E. 切开乳晕；F. 分离乳头

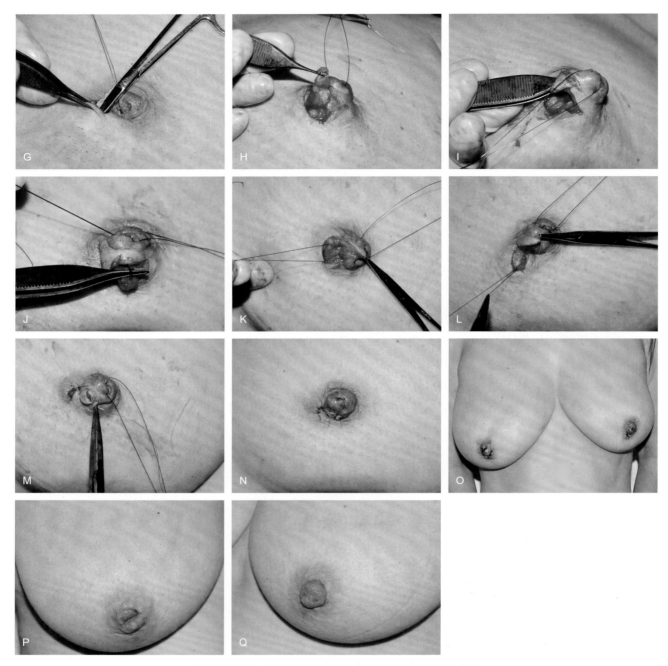

图 1-7（续） 新月形乳晕瓣法（王炜法）矫正乳头内陷

G. 切取、制作乳腺瓣；H. 翻转乳腺瓣；I. 插入乳头；J. 缝线固定乳腺瓣；K. 缝合乳腺创面；L. 缝合皮下；M. 缝合皮肤；N. 术毕时形态；O. 双侧乳头形态；P. 术后 8 周右侧乳头形态；Q. 术后 8 周左侧乳头，外形良好

治疗体会

◦ 本术式适合用于术后不再哺乳的患者。

◦ 切取乳腺组织瓣后的创面需及时关闭、缝合，以免复发。

◦ 转移后的乳腺组织瓣，术中可以缝针悬吊乳腺瓣，固定要确切。

3.飞碟形切除法 (Skoog 法，1952 年）这是一种比较成熟的乳头内陷整形的手术方法，通过切除错位的组织瓣，缝合创面后，几何原理地缩小体表面积，三维立体地塑形、再造乳头（图 1-8）。

（1）适应证：①对轻、中度内陷者较合适。②乳晕较大者也适用。

（2）切口设计：在乳晕区设计切口，以乳头为中心，画出直径 3 cm 圆圈（若直径 <3.0 cm，以其半径中、外 2/3 画圆）。于乳晕内、外各标出互相错位的 4 个等边三角形切口线，共 8 块三角形皮肤。

（3）手术步骤：①切开皮肤，切除三角形线内外、上下、左右的皮肤，圆线内留下"＋"字形 4 块矩形瓣。②用缝线牵引乳头，在乳头下垂直钝性分离，松解牵拉的索带，充分解除致，内陷的牵拉力。③将 4 块矩形瓣用 5-0 可吸收线缝合皮下，包裹乳头使之延长、提升。④用 7-0 尼龙线缝合外围的 4 个三角，用 5-0 可吸收线在乳头根部做环形荷包，固定外形，外系上乳头牵引线，术后 1 周拆线。

（4）关键点：皮下的减张缝合，有助于减轻瘢痕反应。

（5）并发症：术后瘢痕明显。

（6）复发率：较高。

（7）注意事项：①对乳晕直径过小者，本术式不太适用。②术后瘢痕明显。③本术式没有考虑皮肤松弛的因素，因此可同时采用其他辅助方法。

（8）典型病例及分析：详见病例 6 和病例 7。

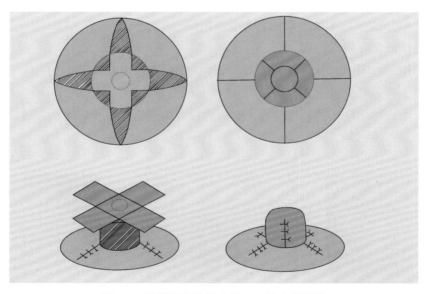

图 1-8　飞碟形切除法（Skoog 法）示意图

【病例 6】

· 病史介绍：女性，25 岁，未婚。乳头轻度内陷，乳头平坦，缺少乳头颈部。

· 手术方法：飞碟形切除法。

· 手术步骤：术中于乳晕区设计、切除错位的 8 块三角形皮肤，用 5-0 可吸收线做皮下减张缝合，用尼龙线缝合皮肤，7 天后拆线（图 1-9）。

· 术后随访：术后随访，发现内陷复发。

· 注意事项：①利用乳晕皮肤，制作乳头、乳头颈部的方法作用不强，容易复发。②由于本例缺少乳头颈部，选择其他能增加乳头内容物的术式，更为适用。

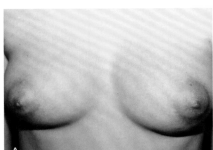
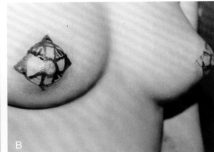
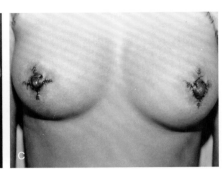
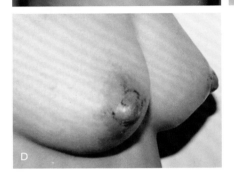

图 1-9 飞碟形切除法矫正乳头内陷
A. 术前乳头平坦；B. 切口设计；C. 切除皮肤，乳头定形；D. 术后 1 周，拆线

【病例 7】

- 病史介绍：女性，23 岁，未婚。双侧乳头中度内陷。
- 手术方法：飞碟形切除法。
- 手术步骤：操作过程同上例，略做调整，少切了内圈的 4 块皮肤（图 1-10）。
- 术后随访：乳头内陷部分复发。
- 注意事项：术中切除皮肤后的创面缝合，必须先做皮内缝合，减少张力，用慢吸收线，这样效果会更长久。

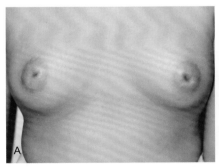
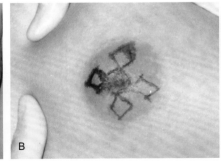
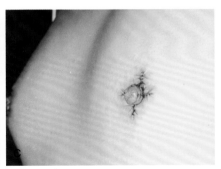
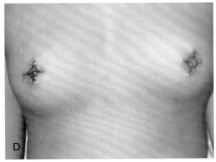

图 1-10 飞碟形切除法矫正乳头内陷
A. 乳头内陷；B. 设计切口；C. 术毕形态；D. 正面形态

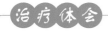

本组病例术式操作简单，但术后瘢痕明显。

单纯采用本术式，容易复发，如果同时进行乳头下纤维束松解，可提高疗效。

4. **纵切转瓣法**（Pitanguy 法）　这是一种简易的乳头内陷矫正术式，其理念是纵向切开乳头，切断、松解其下方的纤维组织，矫正内陷畸形。王炜几经改良，制作乳腺瓣翻转至乳头，扩大了适应证，适用于各种不同程度的乳头内陷畸形（图 1-11）。

（1）适应证：对中、重度乳头内陷者适应。

（2）切口设计：以乳头为中心，纵向垂直设计切口。

（3）手术步骤：切开乳头皮肤，垂直分离直至乳头，分离、松解牵拉的束带，切取一条深部的乳腺组织，旋转至乳头，作为乳头的内容物，用 5-0 可吸收线缝合固定，缝合皮肤。术后 1 周拆线。

（4）关键点：当乳腺组织瓣松解不足时，翻转受限，回缩后呈现乳头凸度不足。

（5）注意事项：可以于乳头根部交叉贯穿埋线缝合，防止组织瓣回缩。

（6）并发症：切口瘢痕较明显。

（7）复发率：较低。

（8）典型病例及分析：详见病例 8 和病例 9。

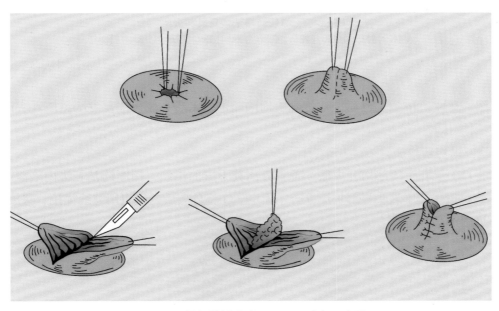

图 1-11　纵切转瓣法（Pitanguy 法）示意图

【病例 8】

· 病史介绍：女性，32 岁，未婚，乳头内陷术后半年复发，确认无婚后哺乳计划。左侧乳头内陷，乳头不易拉出。

· 手术方法：纵切转瓣法。

· 手术步骤：切开乳头，分离深层，切取乳头下方的一条乳腺组织，蒂在上方或侧方，转移乳腺瓣至乳头，作为其内容物与支持物（图1-12）。

- 术后随访：术后随访2年，乳头形态良好，未见复发。
- 注意事项：①分离局部牵拉组织，需松解彻底。②为巩固疗效，需切取、转移腺瓣至乳头。

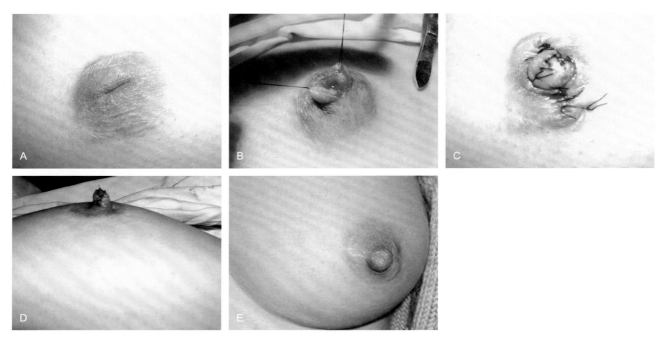

图1-12　纵切转瓣法矫正乳头内陷

A.术前形态；B.切开乳头；C.缝合术毕；D.术毕形态；E.术后2年

【病例9】

- 病史介绍：女性，46岁，已婚。双侧乳头内陷畸形，术后一侧内陷复发。患侧乳头内陷，乳晕局部瘢痕明显。
- 手术方法：纵切转瓣法。
- 手术步骤：①于乳头顶部切开皮肤，垂直分离其下方的组织，深度约是乳头内陷深度的4倍，释放出分离后组织容量。②于乳头根部贯穿缝合、固定。③将分离后的组织用缝线提拉、释放至乳头中央，缝合皮缘。详见图1-13。

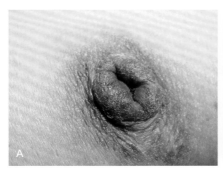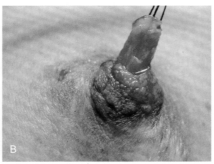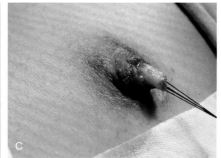

图1-13　纵切转瓣法矫正乳头内陷

A.术前形态；B.切取圆形组织瓣；C.提起组织瓣

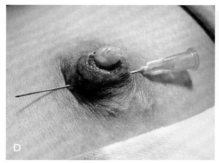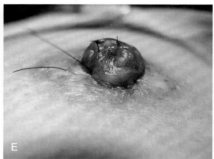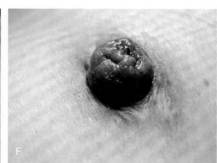

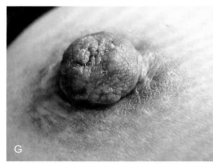

图 1-13（续） **纵切转瓣法矫正乳头内陷**
D. 贯穿引线；E. 埋线固定；F. 术毕形态；G. 术后 6 个月形态

- 术后随访：术后随访 1 年，乳头形态良好，没有复发。
- 注意事项：矫正乳头内陷的术式，重点在制作乳头支撑物。

治疗体会

- 纵切转瓣法对中、重度缺乏乳头颈部及乳头内容组织的内陷较为适用。
- 术中会损伤乳头部的乳腺管，术前需告知患者实施该手术会影响哺乳功能。

5. 三角真皮瓣法·Lee（1998 年）和 Kim（2003 年）相继报道采用去表皮乳晕三角瓣支撑的方法矫正乳头内陷，笔者应用支撑的原理，改用皮下的局部组织瓣贯穿、互插，抬高、支撑乳头的术式（图 1-14）。

（1）适应证：对轻、中度乳头内陷者适用。

（2）切口设计：于乳晕区乳头根部，设计对称的三角瓣切口。

（3）手术步骤：切开皮肤，切除三角形皮肤的表皮，制作成真皮三角瓣。钝性分离乳头下纤维束带，将三角瓣尖端掀起，相互贯穿乳头对插，用可吸收线缝合固定，用尼龙线缝合创面。

（4）关键点：①切除皮肤时，少留真皮层，以免形成皮脂腺囊肿。②乳头下束带应松解到位，否则容易复发。

（5）并发症：术后感染及形成皮脂腺囊肿。

（6）复发率：较高。

（7）注意事项：因皮肤皮脂腺切除不全，术后容易皮脂腺感染、化脓。

（8）典型病例及分析：详见病例 10 至病例 12。

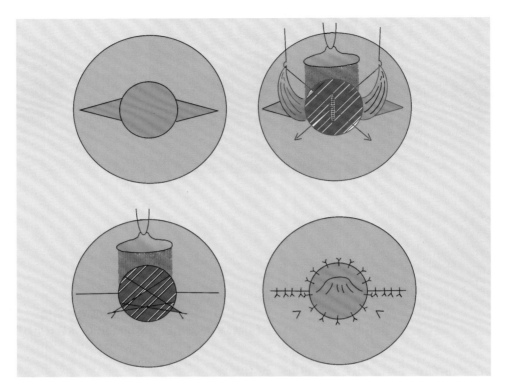

图 1-14　三角真皮瓣法示意图

【病例 10】

• 病史介绍：女性，27 岁，未婚。双侧乳头内陷，缺乏乳头颈部，不易拉出。

• 手术方法：三角真皮瓣法。

• 手术步骤：于乳晕区设计 2 块对称的三角瓣，切除表皮，保留其真皮层，以内或外侧为蒂，掀起真皮瓣，穿过乳头根部，交叉至对侧，用 5-0 可吸收线缝合、固定，用尼龙线缝合皮肤，术后 1 周拆线。详见图 1-15。

• 术后随访：术后随访 3 个月，右侧乳头内陷复发。

• 注意事项：仅仅依靠皮肤的力量，纠正缺乏颈部的乳头内陷畸形，其效果较差。

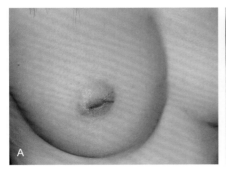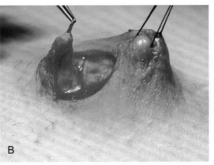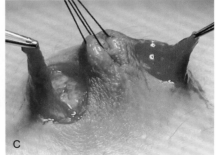

图 1-15　三角真皮瓣法矫正乳头内陷
A. 术前形态；B. 切开制作真皮瓣；C. 松解蒂部

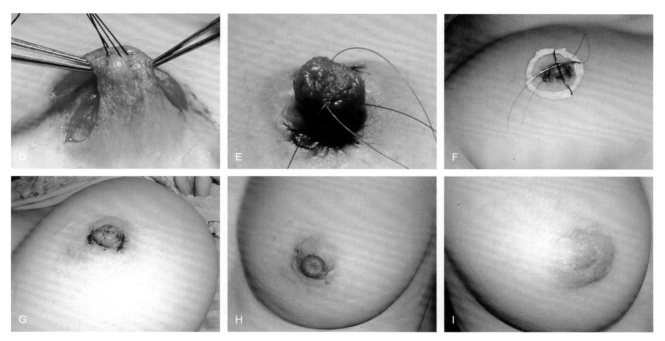

图 1-15（续） 三角真皮瓣法矫正乳头内陷
D. 贯穿乳头至对侧；E. 牵引乳头；F. 支架悬吊；G. 术后形态；H. 1 周后拆线；I. 术后 3 个月右侧乳头内陷复发

【病例 11】

- 病史介绍：女性，20 岁。未婚。双侧乳头内陷畸形，缺乏乳头颈部。
- 手术方法：三角真皮瓣法。
- 手术步骤：操作过程同病例 10，详见图 1-16。

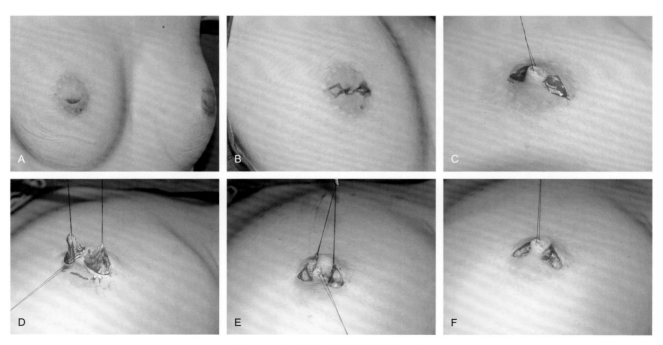

图 1-16 三角真皮瓣法矫正乳头内陷
A. 乳头内陷畸形；B. 切口设计；C. 切除表皮；D. 掀起三角瓣；E. 三角对插；F. 缝合固定

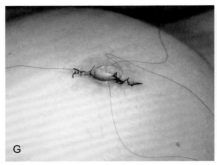
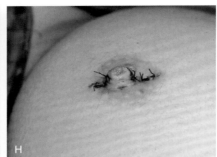
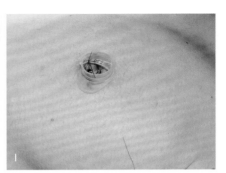
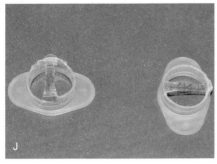

图 1-16（续） 三角真皮瓣法矫正乳头内陷
G. 缝合皮肤；H. 乳头显露；I. 术后支架固定；J. 自备支架（用 20 mL 针筒制作）

- 术后随访：术后 6 个月复发，5 年后一侧乳头化脓、感染，经清创后愈合。
- 注意事项：本术式由于表皮切除难以准确，常会留有皮脂腺组织，继而分泌皮脂受堵，易导致感染、化脓，需要特别注意。

【病例 12】

- 病史介绍：女性，22 岁，未婚。双侧乳头内陷，颈部不长，但能拉出乳头。
- 手术方法：改良三角真皮瓣法。
- 手术步骤：①切除一圈乳晕的皮肤，松解、分离牵拉的纤维组织，利用局部组织贯穿乳头，交叉缝合固定，矫正畸形。②切取、制作局部的组织瓣，类似真皮三角瓣术，相互对穿乳头，缝合、固定，缝合皮肤创面，术后恢复良好。详见图 1-17。
- 术后随访：随访 6 个月，无复发。
- 注意事项：本病例用皮下组织替代真皮，避免了术后皮脂腺"作祟"（感染）的弊端。

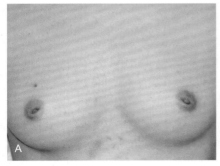
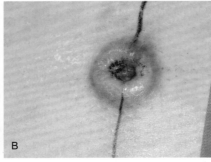
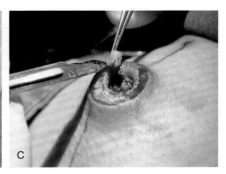

图 1-17 三角真皮瓣法（改良）矫正乳头内陷
A. 术前形态（乳头内陷畸形）；B. 局部麻醉，沿乳晕中线设计切口；C. 以乳晕中线为直径，环切一圈

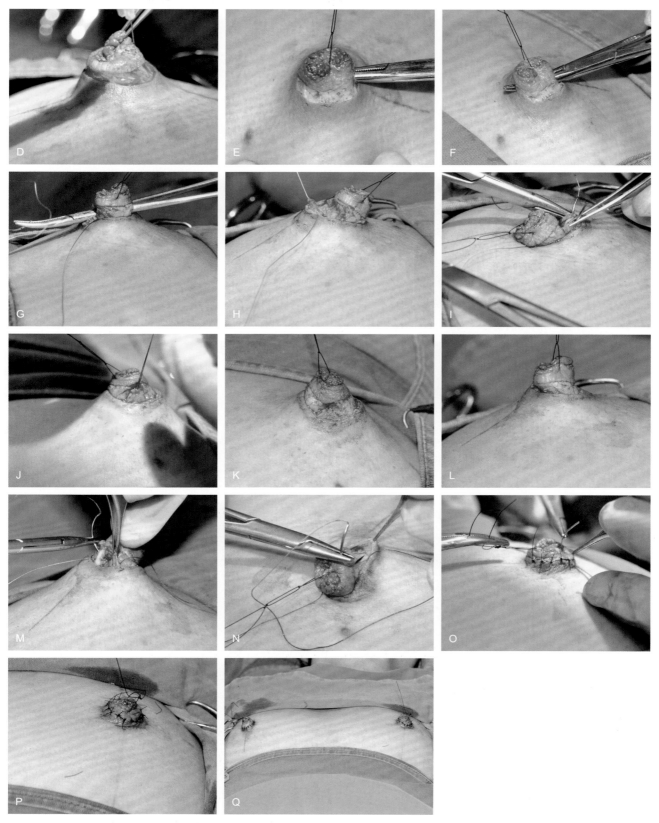

图 1-17（续） 三角真皮瓣法（改良）矫正乳头内陷

D. 肿胀麻醉；E. 乳头根部贯穿分离；F. 松解乳头根部；G. 贯穿引线；H. 提起真皮瓣；I. 贯穿对侧，缝合固定；J. 互相交换；K. 固定缝合；L. 提起乳头；M. 荷包缝合；N. 埋线皮下；O. 缝合皮肤；P. 术毕形态；Q. 双侧形态

治疗体会

○ 本组术式对有乳头颈部的轻、中度乳头内陷者较为适用。通过三角瓣交叉缝合，抬高了内陷的乳头而发挥作用。

○ 对缺乏乳头颈部的重度缺失者，术后较容易复发，本术式不适用。

○ 由于表皮切除会留有真皮组织，可能造成皮脂腺分泌受阻、继发感染、化脓的隐患。

6. 纵切多层转瓣法（Broadbent 法及 Woolf 技术）· Broadbent 和 Woolf（1976 年）报道经乳头乳晕切口矫正乳头内陷的方法。该法采用纵向切开乳头，向深层切取多层的乳腺组织，切断阻碍、牵拉乳头外突的纤维组织、导管，将深层的组织向上翻转，及时封闭缝合基底的创面，形成突出于乳晕的乳头形态（图 1-18）。

（1）适应证：①对重度内陷者适用。②无哺乳需求者。

（2）切口设计：于乳头纵向设计垂直切口。

（3）手术步骤：①切开乳头，缝针提起乳头，分离深层至乳腺组织。②于底部用镊子提起组织，剪取两侧的组织瓣，向上翻转组织瓣，将两瓣汇合、堆积于浅层（乳头），逐层缝合深层创面至皮肤。

（4）关键点：①切入皮下、乳腺组织时，多翻转一些组织，以利乳头塑形。②深层用 3-0 可吸收线缝合、固定，关闭空腔，以利塑形。

（5）并发症：术后乳腺导管阻断，不能再次哺乳。

（6）复发率：较低。

（7）注意事项：切取乳腺瓣后，需及时封闭、缝合创面，以免形成积液。

（8）典型病例及分析：详见病例 13。

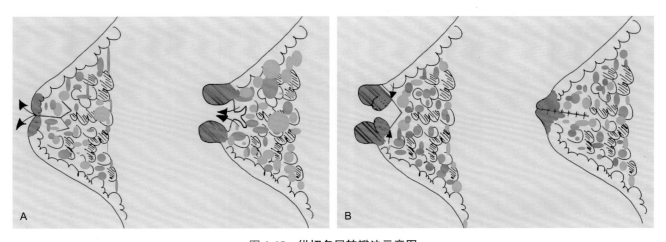

图 1-18　纵切多层转瓣法示意图
A. 切开乳头，翻转乳腺瓣；B. 缝合固定，乳头成形

【病例 13】

· 病史介绍：女性，38 岁，已婚，育一子，乳头重度内陷术后 6 个月复发。乳头内陷，局部瘢痕，乳头难以拉出。

· 手术方法：纵切多层转瓣法。

· 手术步骤：术中切开乳头，切取乳头下方多层的腺体组织，翻转组织转移至乳头作为乳头内容物或支撑物，用 5-0 可吸收线缝合、封闭乳腺创面，5-0 尼龙线缝合皮肤（图 1-19）。

• 术后随访：术后随访 1 年，未见复发。

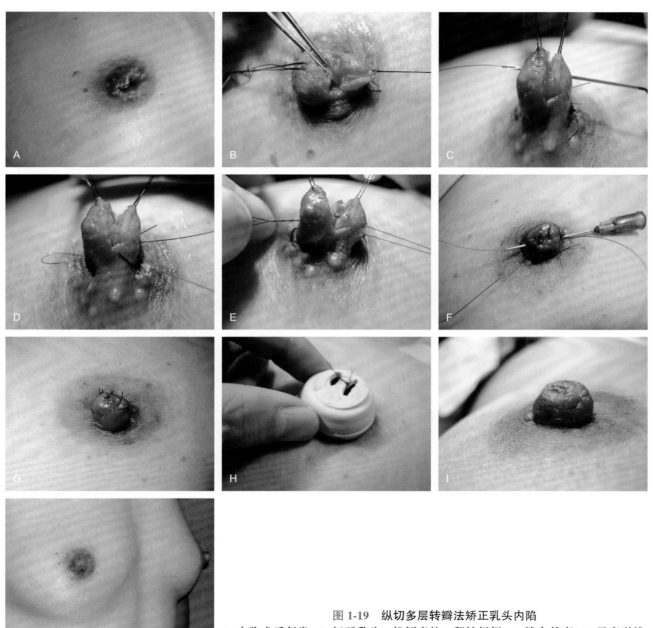

图 1-19 纵切多层转瓣法矫正乳头内陷
A. 内陷术后复发；B. 切开乳头，松解牵拉，翻转组织；C. 缝合基底；D. 贯穿引线；
E. 对合埋线；F. 逐层固定；G. 乳头成形；H. 留线牵引；I. 术后 2 周；J. 乳头外形良好

治疗体会

◦ 将多层乳腺组织瓣上翻转移充实乳头，增加了乳头的内容物，术式可靠，推荐应用。

◦ 本术式术后效果确切、良好，保持时间较长。

◦ 对重度内陷或术后复发的畸形，此后并无哺乳要求者尤为适用。

7. **乳晕S形皮瓣法**·本术式为Cronin（1988年）设计的一种手术方法，于乳晕区内设计S形切口，切开乳晕，切断乳头下方的纤维组织，掀起皮瓣，瓦合塑形，间断缝合，形成乳头（图1-20）。

（1）适应证：①中、重度乳头内陷者。②无哺乳需求者。

（2）切口设计：过乳头中点，于乳晕画S形切口。

（3）手术步骤：①切开皮肤，分离S形皮瓣，松解受牵制的束带、纤维。②瓦合皮瓣，间断缝合，固定塑形。

（4）关键点：①切开皮肤、乳腺组织后，翻转皮瓣，松解彻底，以利乳头塑形。②乳头根部用3-0可吸收线缝合、固定可靠。

（5）并发症：术后乳腺导管阻断，影响再次哺乳。

（6）复发率：较低。

（7）注意事项：切取乳腺组织瓣后，需关闭缝合供区创面，以免创面积血、积液，继发感染。

（8）典型病例及分析：详见病例14和病例15。

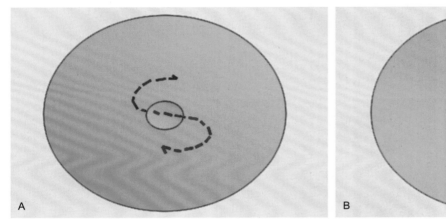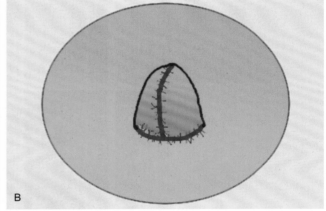

图1-20 乳晕S形皮瓣法示意图
A. 设计S形切口；B. 两瓣瓦合，乳头成形

【病例14】

· 病史介绍：女性，23岁，未婚。乳头内陷矫正术后半年，右侧复发，乳头内陷，乳头不易拉出。确认不打算哺乳。

· 手术方法：乳晕S形皮瓣法。

· 手术步骤：术中经乳头中心S形切开皮肤，掀开两块皮瓣，旋转瓦合，缝合固定（图1-21）。

· 术后随访：术后形态良好，没有复发。

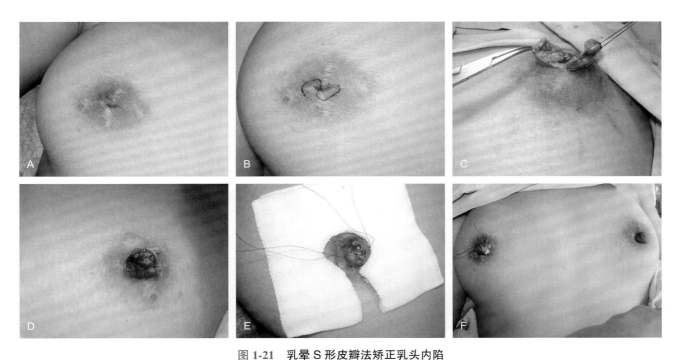

图 1-21　乳晕 S 形皮瓣法矫正乳头内陷
A. 乳头内陷术后复发；B. 设计 S 形切口；C. 切开乳头；D. 对合皮下缝合；E. 油纱钉固定、减张；F. 双侧术后形态

【病例 15】

· 病史介绍：女性，23 岁，未婚。乳头内陷畸形，双侧乳头内陷重度，缺乏乳头颈部，难以拉出。无哺乳计划。

· 手术方法：乳晕 S 形皮瓣法。

· 手术步骤：同病例 14，详见图 1-22。

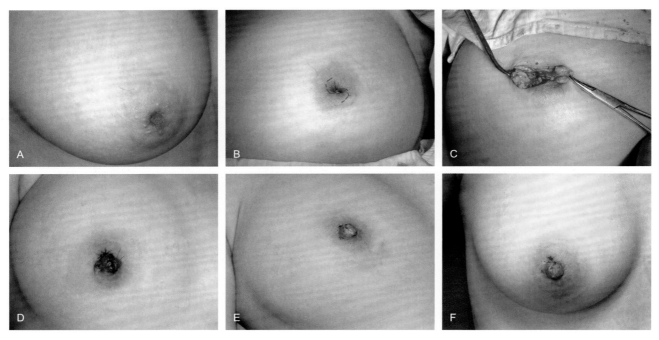

图 1-22　乳晕 S 形皮瓣法矫正乳头内陷
A. 乳头内陷；B. 术前设计；C. 切开乳头；D. 对合缝合；E、F. 术后 1 周乳头外形

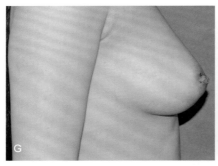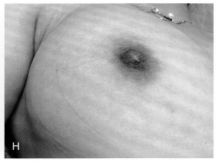

图 1-22（续） 乳晕 S 形皮瓣法矫正乳头内陷

G. 侧面观察；H. 3 周后，外形良好

- 术后随访：术后随访，效果良好，保持形态。
- 注意事项：本例患者乳头凹陷呈火山口，缺少乳头颈部，如果用各种堆积、推挤皮肤的方法，效果不佳，采用改变牵拉内陷的纤维力线，效果良好，推荐应用。

治疗体会

- 本术式切开乳头，切断了相互间的牵拉纤维组织，重新组合，矫正内陷、形成乳头，效果确切。
- 本组本例，以改变导致乳头内陷纤维力线的理念，较好地松解其牵拉因素，达到矫正内陷的目的。
- 术式会切断乳腺导管，需告知受术者。

三、常见并发症

乳头内陷的各种手术，可能出现以下常见的几种并发症：①回缩、复发，可以再次手术。②皮脂腺囊肿、感染化脓，应予切排引流、抗炎治疗。③术后瘢痕，可以染色、飘红等处理。以下只做病例介绍，简述手术方法，其处理的详细术式可参照前述的各种术式，不再赘述。

1. 回缩、复发 乳头内陷整形术后，常见乳头回缩、畸形重现的情况。一般有几种原因：①由于习惯性纤维组织的回缩。②乳头内容的空虚。③缺乏维持乳头立体形态的支撑。④可能是穿戴的文胸无立体乳头的空间，压扁了乳头，长时间的压迫，压回了新作的乳头。一般会出现在手术后的数周至数月。典型病例及分析详见病例 16。

【病例 16】
- 病史介绍：女性，42 岁。乳头内陷多瓣法术后 1 年复发。局部瘢痕，乳头中心内陷，外圆微凸，牵拉乳头困难。
- 手术方法：乳晕 S 形皮瓣法。
- 手术步骤：切开乳头乳晕，转瓣对合，缝合固定（图 1-23）。

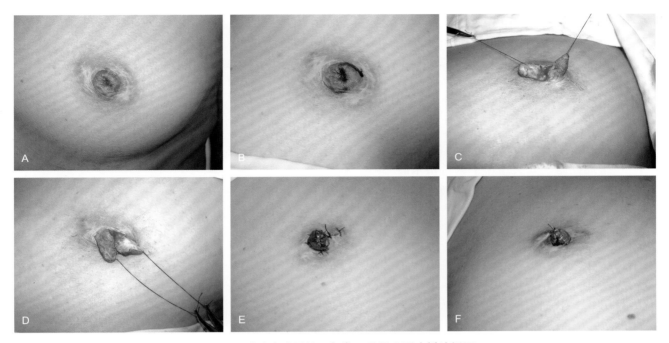

图 1-23　乳头内陷回缩、复发，采用 S 形皮瓣法矫正
A. 术后乳头内陷复发；B. 设计 S 形切口；C. 切开乳头；D. 松解牵制纤维；E. 皮下缝合；F. 术后外形

治疗体会

○ 乳头内陷手术术后常见内陷复发，比较顽固。复发的原因多为松解不够，或乳头缺乏支撑的内容组织。应考虑松解纤维、提升乳头、充实组织等的手术方法。

○ 本例乳头内陷，拉出乳头困难，说明需要再次松解，采用 S 形皮瓣改变纤维束带的方向和力量，效果相对较好。

2. **皮脂囊肿、感染化脓** · 治疗乳头内陷的个别整形术式，术后常会出现因皮脂嵌入皮下，引起皮脂排泄不畅，继发感染、化脓。典型病例及分析详见病例 17。

【病例 17】

· 病史介绍：女性，25 岁。三角真皮瓣术后 3 年，红肿、化脓 4 天。左乳头红肿，稠厚脓液外溢，触痛。

· 手术方法：切排引流术。

· 手术步骤：局部清洗、消毒，扩大乳头破溃的创口，盐水冲洗，留置油纱，隔日换药（图 1-24）。

· 术后随访：经过多次换药，日渐好转，4 周后症状消退、恢复正常。

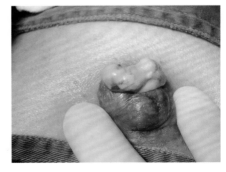

图 1-24　真皮瓣矫正乳头内陷后，左侧乳头红肿、热痛、化脓

> **治疗体会**
>
> ○ 本例感染可能的原因是皮脂腺分泌继发，或不吸收线等异物埋入组织，建议慎用真皮瓣埋植的术式或采用可吸收线。
> ○ 真皮三角瓣术式会将皮脂腺埋入组织内，这是术后感染、化脓的隐患。

3. 瘢痕显露·乳头整形手术常留术后瘢痕，不可抗拒、难以克服，术前应充分评估，并与患者做好沟通工作。典型病例及分析详见病例 18。

【病例 18】

· 女性，20 岁。乳头内陷术后 1 年，瘢痕明显，可试用瘢痕软化的外用药治疗（图 1-25）。但瘢痕一旦产生，疗效很差，可能需要漫长的时间等待、软化。

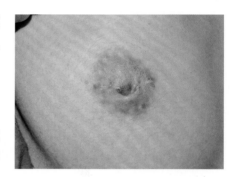

图 1-25　内陷复发，瘢痕显著

> **治疗体会**
>
> ○ 拆线时间不宜太长，以 3~5 天为好。
> ○ 术中采用皮下减张缝合，即双层缝合，可减轻瘢痕的产生。
> ○ 术后瘢痕明显，切到哪里，瘢痕到哪里，难以避免，建议尽量选用在乳头部切口的术式。

第二节·乳头不圆

生理性生长、发育或哺乳后乳头不圆或不圆润，甚至有的呈多角、方形，影响美观。采用去多留少的整形外科理念，手术将多余的棱角切除，保留圆润的部分，调整乳头形态。典型病例及分析详见病例 19 至病例 21。

【病例 19】

· 病史介绍：女性，36 岁，未婚。双侧乳头不圆，乳头菱角状不美。
· 手术方法：乳头改形术。
· 手术步骤：选择乳头不圆的菱角，设计纵向切口，局麻下切除菱角，用 5-0 可吸收线间断缝合皮下、皮肤（图 1-26）。
· 术后随访：效果良好，外形长期不变。

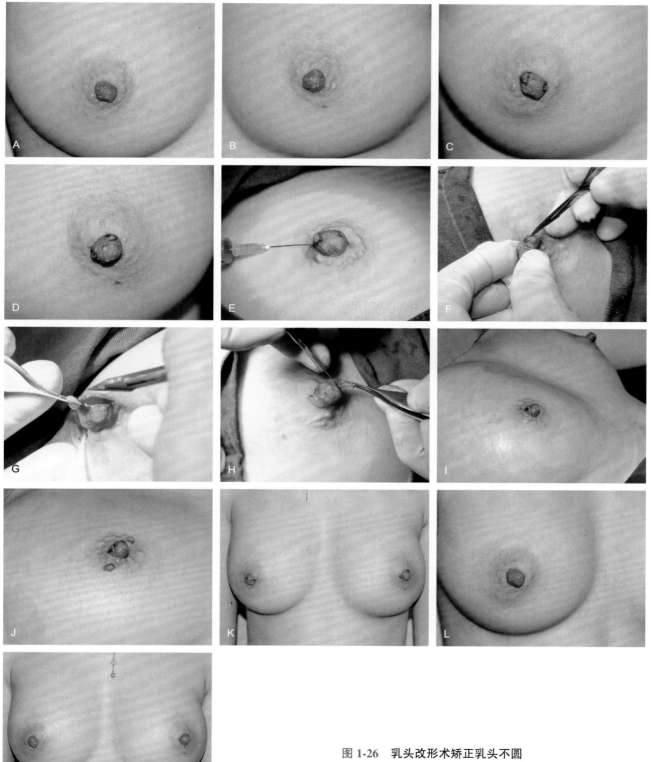

图 1-26　乳头改形术矫正乳头不圆

A. 乳头不圆；B. 左侧乳头外形；C. 右侧切口设计；D. 左侧切口设计；E. 局部麻醉；F. 切开乳头；G. 分离皮下；H. 切除小块皮肤；I. 术后外形，乳头圆润；J. 切下的组织；K. 双侧外形；L. 术后 10 天；M. 双侧外形，乳头圆润

【病例 20 】

· 病史介绍：女性，23 岁，未婚。乳头椭圆不美。

· 手术方法：乳头改形术。

· 手术步骤：同病例 19，详见图 1-27。

· 术后随访：术后效果良好。

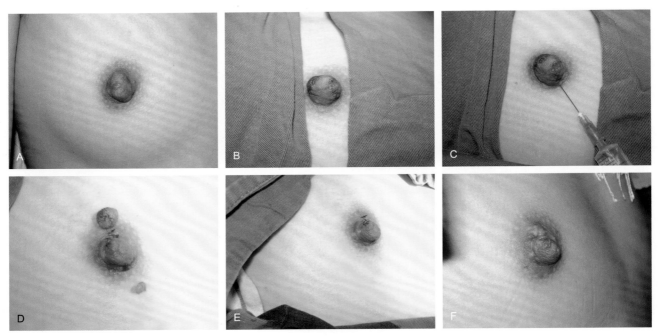

图 1-27　乳头改形术矫正乳头不圆

A. 乳头椭圆；B. 切口设计；C. 局部麻醉；D. 切除缝合；E. 术毕外形；F. 术后 1 年

【病例 21 】

· 病史介绍：女性，24 岁。乳头不圆润。

· 手术方法：乳头改形术。

· 手术步骤：切除乳头的棱角，间断缝合，操作同病例 19，详见图 1-28。

· 术后随访：外形维持良好。

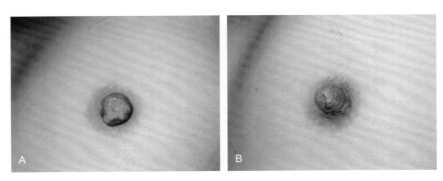

图 1-28　乳头改形术矫正乳头不圆

A. 乳头不圆；B. 术后形态，乳头圆润（方法同前）

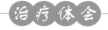

本术式设计、操作简便，仅切除部分乳头，一般不影响术后的哺乳。

根据双侧乳头大小、形态情况，选择切口、范围、切除量，力求做到双侧对称。

术后乳头瘢痕不明显。

第三节 · 乳头分裂

乳头发育不对称，呈现双个或形如双叶形态的畸形，可用转瓣的整形方法进行矫正。典型病例及分析详见病例 22 和病例 23。

【病例 22】

• 病史介绍：女性，23 岁，未婚。左侧乳头分裂，呈双乳头畸形。

• 手术方法：乳头分裂改形术。

• 手术步骤：①沿乳头根部，设计飞鸟形切口。②切开皮肤，松解、分离皮下组织，旋转乳头，融合两个乳头。③皮内减张缝合，缝合皮肤。详见图 1-29。

• 术后随访：术后外形良好，形态保持不变。

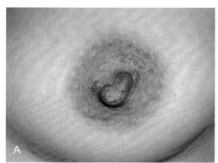
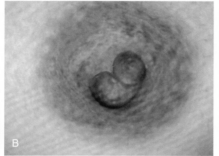
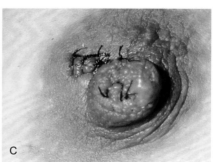
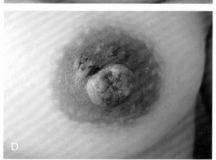

图 1-29　乳头分裂改形术矫正乳头分裂

A. 乳头呈孪生形态；B. 设计切口；C. 切开缝合，术毕；D. 术后 1 周拆线，外形良好

【病例 23】

• 病史介绍：女性，38 岁，已婚，未孕。右侧乳头碎裂，形如双乳头。

• 手术方法：乳头分裂改形术。

• 手术步骤：同病例 22，同时切除乳晕卫星状滤泡，详见图 1-30。

• 术后随访：形态改善良好。

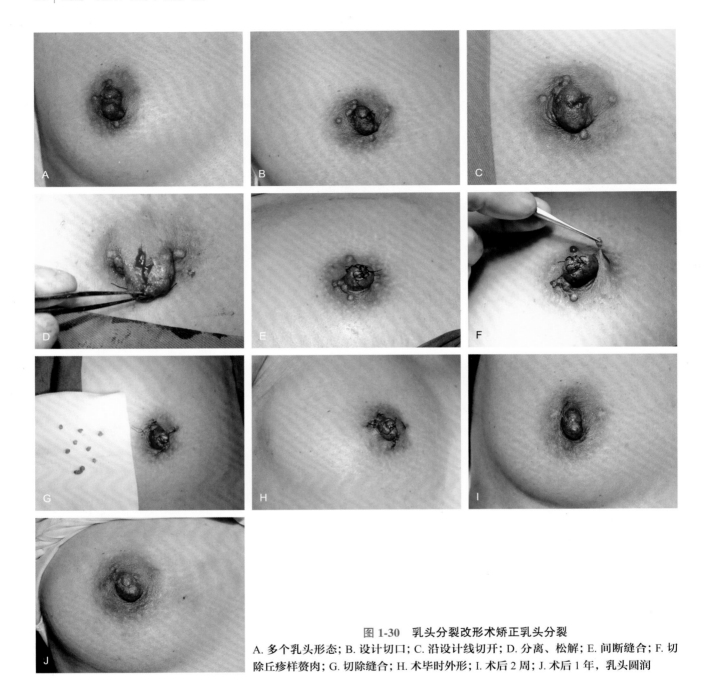

图 1-30　乳头分裂改形术矫正乳头分裂
A. 多个乳头形态；B. 设计切口；C. 沿设计线切开；D. 分离、松解；E. 间断缝合；F. 切除丘疹样赘肉；G. 切除缝合；H. 术毕时外形；I. 术后 2 周；J. 术后 1 年，乳头圆润

治疗体会

○ 涉及乳头形态不美的病例，可以采用局部皮瓣的方法进行矫正。

○ 设计原则为切口在乳头的根部，固定的原则是皮下减张缝合。

○ 设计切口时，可参考对侧乳头的形态。

第四节 · **乳头肥大**

乳头常因妊娠、分娩而肥大、增长，影响乳头的外形。常用环形切除缩短、中央切除、侧方切除缩短和缩小及转瓣等方法修复。术后瘢痕不明显，外形良好，不易复发。典型病例及分析详见病例 24 至病例 29。

【病例 24】
- 病史介绍：女性，42 岁，分娩一胎。双侧乳头肥大、过长畸形。
- 手术方法：乳头缩短术。
- 手术步骤：①沿乳头根部与中线位，设计环形切口，两圈线之间为切除表皮的范围。②局部麻醉下，沿两环形切口线切开皮肤，切除设计范围内的表皮，用 5-0 可吸收线做皮下减张缝合，5-0 尼龙线缝合皮肤。③1 周后拆线。详见图 1-31。
- 术后随访：形态改善良好。
- 注意事项：根据患者的需要，确定切除的范围。表皮切除不宜太深，以免影响血运。

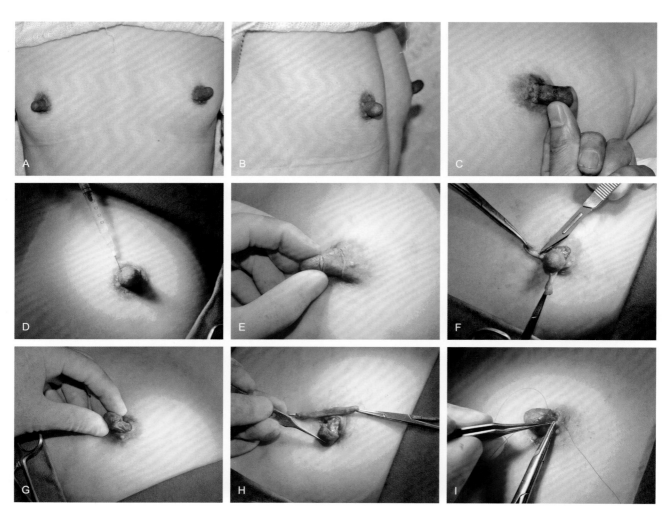

图 1-31　乳头缩短术矫正乳头肥大

A. 双侧乳头硕长；B. 侧面观；C. 切口设计；D. 局部麻醉；E. 切开乳头；F. 切除一圈皮肤；G. 保留蒂部；H. 切除的皮肤；I. 皮下缝合

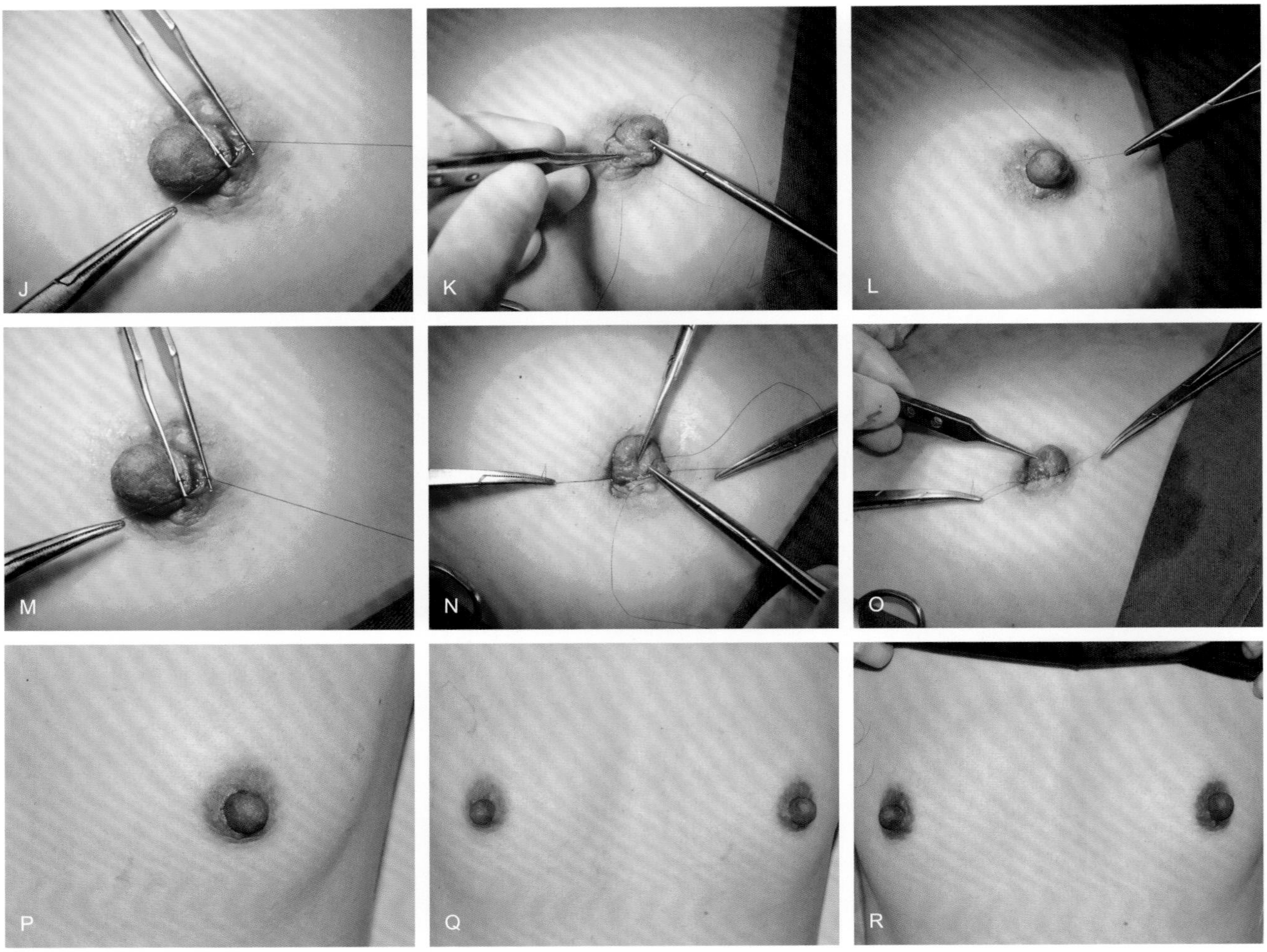

图 1-31（续） 乳头缩短术矫正乳头肥大
J. 间断缝合；K. 缝合 6~8 针；L、M. 缝合皮肤；N. 间断缝合；O. 缝合皮肤；P. 术毕时形态；Q. 术后 2 周形态；R. 术后 6 周形态

【病例 25】

· 病史介绍：女性，33 岁，分娩一胎。乳头肥大、颈长。

· 手术方法：乳头缩小、缩短术。

· 手术步骤：①以乳头为圆柱体，纵向对半切开，切除一半乳头，皮下间断用 5-0 可吸收线缝合，5-0 尼龙线缝合皮肤。②同病例 24，切除乳头下半段表皮，缩短乳头长度，皮下间断缝合，皮肤缝合。详见图 1-32。

· 术后随访：术后效果良好。

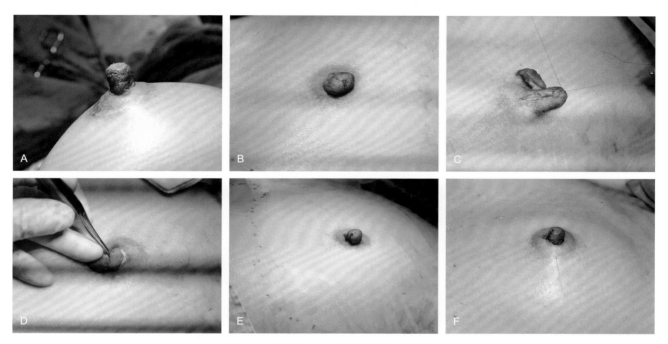

图 1-32 乳头缩小、缩短术矫正乳头肥大
A. 乳头肥大；B. 缩小、缩短设计；C. 纵向切除一半；D. 横向切除一圈；E. 皮下缝合；F. 皮肤缝合，术毕

【病例 26】

- 病史介绍：女性，44 岁，育一胎。双侧乳头肥大、不圆润。
- 手术方法：乳头缩小、缩短术。
- 手术步骤：同病例 25，详见图 1-33。
- 术后随访：术后 3 个月随访，柱状切除一半乳头，不影响血供，伤口愈合，外形良好。

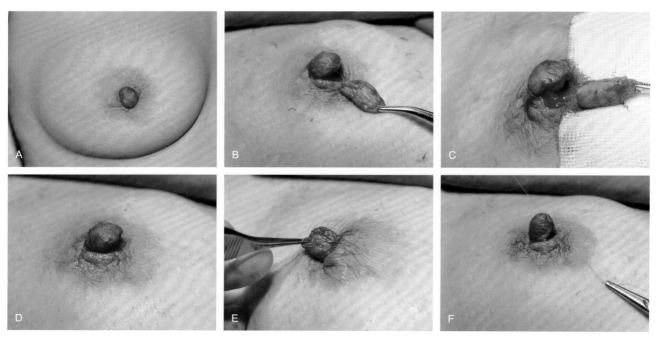

图 1-33 乳头缩小、缩短术矫正乳头肥大
A. 乳头肥大；B. 纵向切开；C. 切除一半；D. 留下的乳头形态；E. 皮下缝合；F. 间断固定

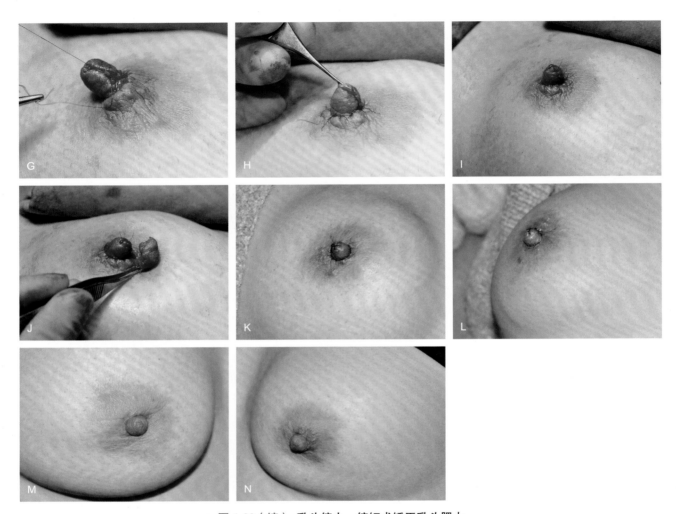

图 1-33（续） 乳头缩小、缩短术矫正乳头肥大

G. 间断缝合；H. 缝合成形；I. 术毕时形态；J. 切除的组织；K、L. 术后 1 天，形态良好；M. 术后 3 个月（右侧乳头）；N. 术后 3 个月（左侧乳头）

【病例 27】

- 病史介绍：女性，46 岁，育二胎。乳头大小正常，乳头不美，颈部偏长，要求改形。
- 手术方法：乳头缩短、缩小术。
- 手术步骤：同病例 25，详见图 1-34。

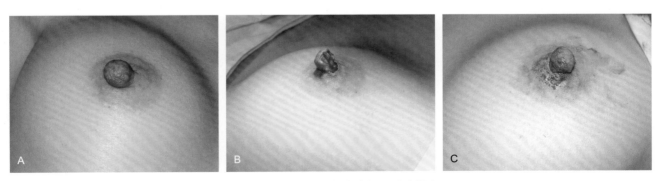

图 1-34 乳头缩短、缩小术矫正乳头肥大

A. 乳头肥大；B. 切除一半；C. 根部切除一条表皮

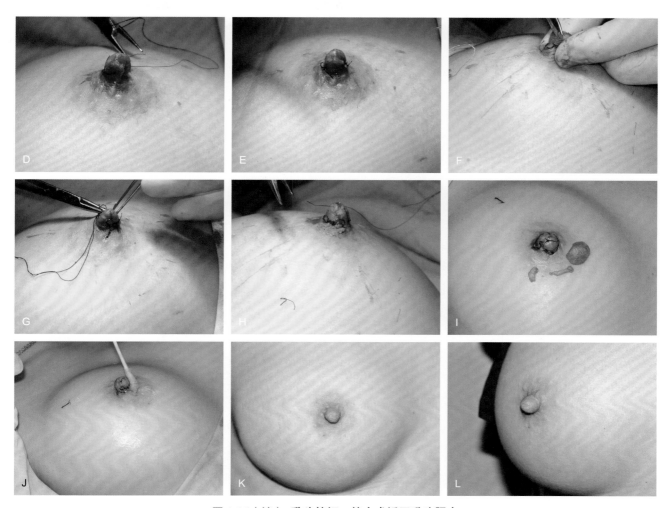

图 1-34（续） 乳头缩短、缩小术矫正乳头肥大

D. 间断皮下缝合；E. 根部缝合；F. 局部修整；G. 缝合皮肤；H. 缝合塑形；I. 切除的组织；J. 局部油膏涂抹；K、L. 术后 8 年，外形良好

- 术后随访：术后 8 年随访，外形良好。
- 注意事项：本例乳头不大，形态正常，但患者偏好短、小的外形，因此选择整形修复。

【病例 28】
- 病史介绍：女性，30 岁，育一胎。一侧乳头、乳晕肥大。
- 手术方法：风叶皮瓣法。
- 手术步骤：于乳头、乳晕设计 3 个风叶形切口，三叶间隔均等，切开并切除皮肤，创面用 5-0 可吸收线皮内缝合，用 5-0 尼龙线皮肤缝合（图 1-35）。
- 术后随访：外形良好，瘢痕显露。

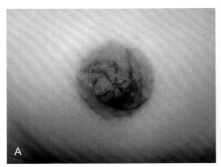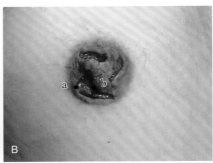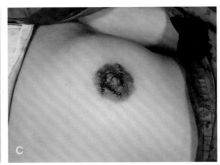

图 1-35 风叶皮瓣法矫正乳头肥大

A. 设计风车形切口；B. 缝合 a 点与 b 点；C. 缝合切口并修除多余猫耳朵

【病例 29】

- 病史介绍：女性，30 岁，分娩一胎。乳头肥大、颈长，乳晕肥大畸形。
- 手术方法：乳头缩短、缩小术。
- 手术步骤：同病例 28（图 1-36）。

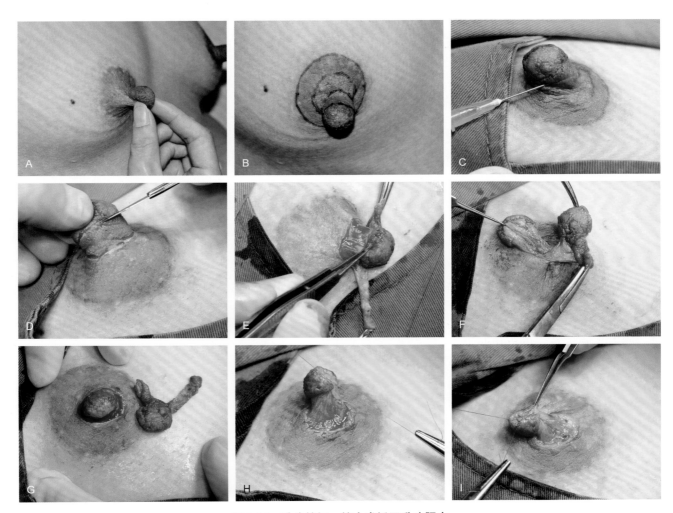

图 1-36 乳头缩短、缩小术矫正乳头肥大

A. 术前乳头、乳晕肥大；B. 切口设计；C. 局部麻醉；D. 切开中、下各一圈；E. 切除乳头上皮；F. 中劈乳头一半；G. 切除上皮、一半乳头；H. 皮下缝合乳头；I. 缝合、塑形乳头

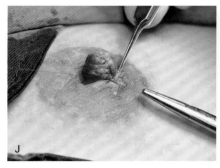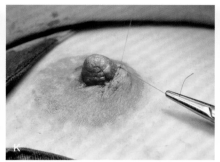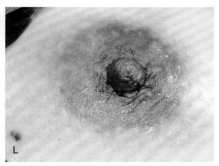

图 1-36（续） 乳头缩短、缩小术矫正乳头肥大
J. 缝合基底；K. 间断缝合创缘；L. 术毕时外形

- 术后随访：术后 1 周拆线，愈合良好。
- 注意事项：病例原先设计乳晕缩小，但因考虑设计在乳晕内圈切口可能对缩小乳晕的作用不大，遂放弃乳晕缩小的计划。

治疗体会

- 涉及乳头形态不美的病例，可以采用局部皮瓣的方法进行矫正。
- 若病例乳头既长又肥，可以先做缩短手术，也可以先做缩小手术，可以达到同样的目的。
- 切口设计切除的组织量以乳头下方为宜，相对比较隐蔽。
- 乳头改形的设计，根据患者的要求为准。
- 风叶皮瓣法对同时乳头、乳晕肥大者尤为合适，风叶的大小根据患者术前沟通为准。
- 乳头根部一圈的缝合线材宜选用中、长期可吸收线，能更有效维持乳头柱状形态。

第五节 · 乳头缺损

生理或病理性乳头缺损修复的方法很多。本小节主要介绍：①利用残留的乳晕组织，以三叶（W 形）皮瓣的方法修复、再造乳头。②乳头咬断后利用乳腺组织翻转做衬里并回植乳头皮肤，再造乳头。③乳头、乳晕游离移植，再造乳头。

一、三叶（W 形）皮瓣法乳头再造术

本术式利用乳晕局部的组织瓣，平面按照 W 形设计，制作三叶形的皮瓣，塑形立体三维的乳头。典型病例及分析详见病例 30。

【病例 30】
- 病史介绍：女性，30 岁，未婚。乳腺癌术后 10 个月，经过多次放射治疗辐照。左侧乳头缺损畸形，局部萎缩性瘢痕。

- 手术方法：三叶（W形）皮瓣法乳头再造术。
- 手术步骤：①如图设计切口。②切开皮肤，掀起3块皮瓣，旋转、瓦合皮瓣，用5-0可吸收线皮下缝合，皮肤缝合。③1周后拆线。详见图1-37。
- 术后随访：术后皮肤愈合不良，但经换药后愈合，外形复原良好。

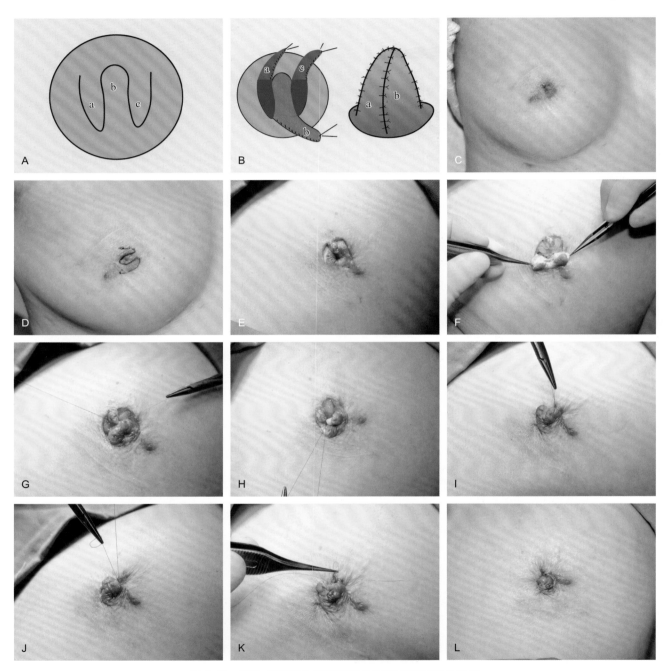

图1-37　三叶（W形）皮瓣法乳头再造术修复乳头缺损

A. 三瓣设计（a、b、c）；B. 切开缝合，乳头成形；C. 乳头缺损；D. 切口设计；E. 切开乳晕；F. 分离三瓣；G. 基底缝合；H. 乳头根部缝合；I. 提起缝线；J. 打结固定；K. 对侧留置引线，便于拆线；L. 乳头成形，术毕

治疗体会

- 三叶（W形）皮瓣法乳头再造术适用于乳头缺损者，在乳头根部可用慢吸收线做一圈埋线荷包缝合，可更好地维持形态。
- 本术式可行，但病例疗效不佳的原因是皮肤经过放射治疗辐照，血供欠佳。

二、乳头再植术

乳头若意外受伤断裂，应在6~12小时内急诊治疗，争取再植、修复。可尝试寻找可吻合的血管行血运重建；如无可吻合血管，可用乳头残段回植、再造。典型病例及分析详见病例31。

【病例31】

- 病史介绍：女性，26岁。乳头被人咬断5小时，急诊入院。左侧乳头于根部完全离断，创面不齐。
- 手术方法：乳头前薄再植术。
- 手术步骤：①清创后，于乳头创面深层切取乳腺组织，向上翻转制作成乳腺核心。②削薄乳头黏膜下层，覆盖于乳头核心创面，用5-0尼龙线间断缝合固定。③1周后拆线。详见图1-38。
- 注意事项：制作乳头核心时，乳腺组织切取长宽比例为2:1。保证血供。
- 术后随访：术后回植皮肤成活，乳头外形良好，但估计术后乳头外形部分会回缩。

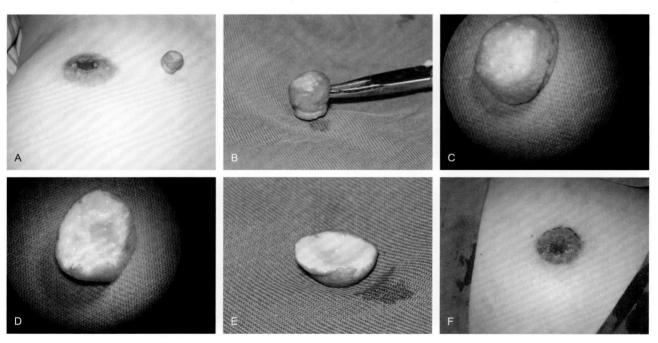

图1-38 乳头削薄再植术修复乳头缺损
A. 乳头被咬断；B. 离体的乳头；C. 显微观察；D. 无可缝血管；E. 剔除脂肪；F. 虚线为分离范围

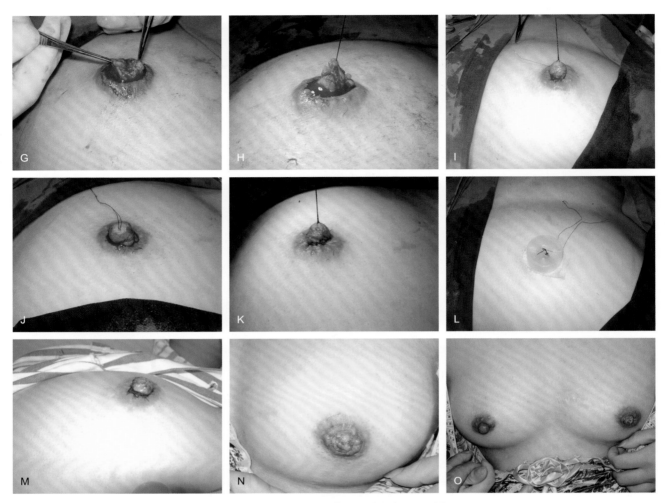

图 1-38（续） 乳头削薄再植术修复乳头缺损

G. 皮下分离；H. 翻起乳腺瓣，制作乳头核；I. 覆盖乳头皮肤；J. 引线穿出皮肤；K. 缝合创缘；L. 牵引固定；M. 术后 1 周形态；N. 术后 4 周形态；O. 双侧对比，外形良好

治疗体会

○ 本术式由于显微镜下找不到用于吻合的血管，故采用翻转乳腺瓣成为乳头的核心，上面覆盖削薄后的乳头残片、回植的方法。

三、乳头、乳晕重建术

生理性乳房肥大伴有特别严重的下垂，在巨乳缩小手术时常需要采用将乳头、乳晕游离移植，或再造乳头、乳晕的方法。对肿瘤术后再造的乳房，也可以采用皮片、口腔或小阴唇黏膜游离移植再造乳头、乳晕，其方法、操作技巧基本相同，可以参照。典型病例及分析详见病例 32 和病例 33。

【病例 32】

· 病史介绍：女性，36 岁，分娩一胎。双侧乳房肥大，排水法测量右乳 1 750 mL，左乳 1 500 mL。

乳房严重下垂，乳房下级达脐下 4~6 cm。

- 手术方法：①巨乳缩小术。②乳头、乳晕重建术。
- 手术步骤：①切开皮肤，切除设计中的皮肤及其下方的乳腺，深达胸肌浅层，范围约 1/2，分别逐一电凝止血。②乳房塑形：分离乳腺，将乳腺切面重新塑形，反复调整外形至满意。间断、连续缝合、固定。③重建新乳头、乳晕：将乳头、乳晕切下，游离移植。打包固定，未留置引流皮条。④敷料、弹性绷带固定。详见图 1-39。
- 注意事项：新乳头位置可根据术中切除乳腺后塑形的形态来调整。
- 术后随访：术后移植组织成活，乳头外形良好。

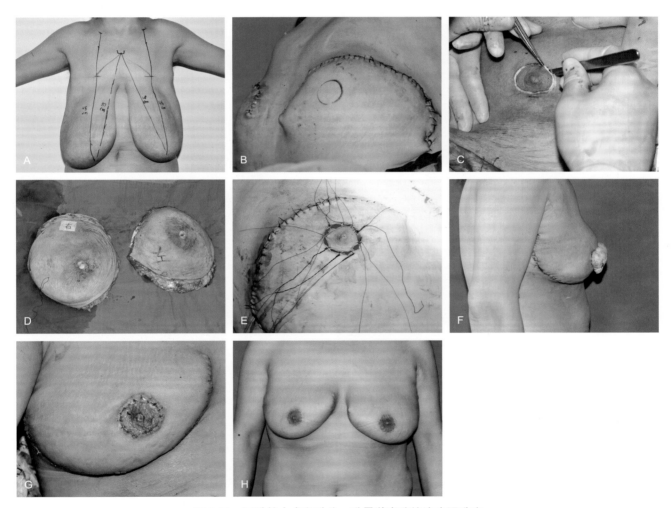

图 1-39 巨乳缩小术和乳头、乳晕游离移植治疗巨乳症
A.乳房肥大、下垂；B.乳头位置；C.切取乳头、乳晕；D.切除的乳腺；E.游离移植；F.打包固定；G.术后 1 周；H.再造乳头、乳晕成活

【病例 33】

- 病史介绍：女性，33 岁，育一胎，巨乳症。双侧乳房巨大，每侧预计切除组织量大于 500 mL，严重下垂，双侧乳头下垂各超过 12 cm。
- 手术方法：①巨乳缩小术。②乳头、乳晕重建术。

- 手术步骤：同病例 32，详见图 1-40。
- 注意事项：游离切取乳头、乳晕后将乳头顶部切取，一起将乳头、乳晕游离移植于新位置。
- 术后随访：一期成活，乳头外形良好。
- 注意事项：本病例乳头有颈部且组织量大，所以切取乳头顶部作为皮片的形式移植，从而有利成活。

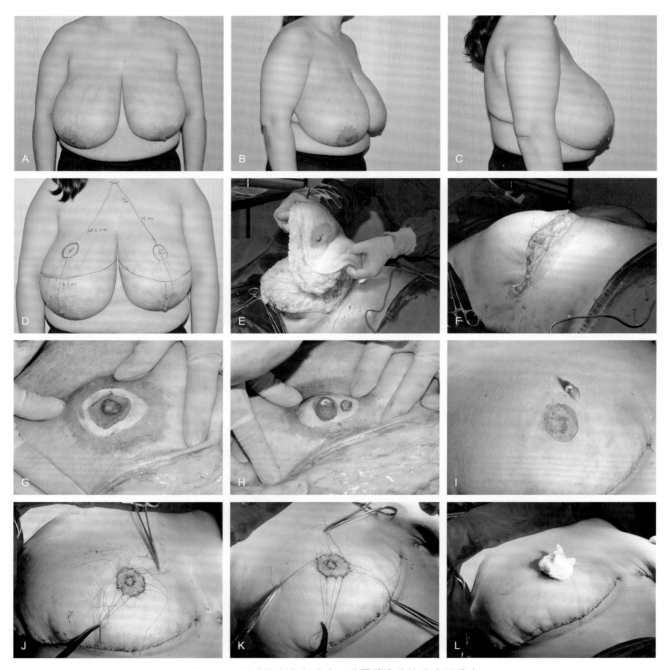

图 1-40　巨乳缩小术和乳头、乳晕游离移植治疗巨乳症

A. 双侧巨乳；B. 斜面观；C. 侧面观；D. 切口设计；E. 切除乳腺；F. 皮下缝合；G. 切取乳头、乳晕；H. 切取乳头；I. 乳头、乳晕游离移植；J. 外圈留长线；K. 缝线分成 4 组；L. 打包固定

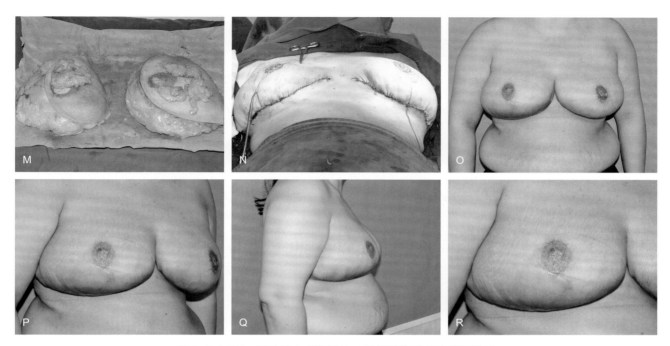

图 1-40（续） 巨乳缩小术和乳头、乳晕游离移植治疗巨乳症

M. 切下的乳房（左侧：1.4 kg，右侧：1.6 kg）；N. 缝合创面；O、P. 术后 4 周形态，乳头、乳晕成活；Q. 侧面观察；R. 愈合后的外形

治疗体会

- 乳头、乳晕重建术以整形外科皮片移植的理念进行乳头、乳晕游离移植，其成活率较高。
- 当乳头位置下降至正常位点 12 cm 以上、乳房切除量大于 500 mL 时的巨乳症，建议选择本术式。若选择带蒂乳头移位的方法，可能因距离太长、血供不佳而使乳头失活。
- 严重的巨乳症以带蒂的方式上提乳头新位点，由于乳头的新旧位点的距离太长，很难转移。如果勉强转移，血供不佳、组织失活的可能很大。因此，建议选择本术式。

· 参考文献 ·

[1] 王炜 . 中国整形外科学 [M]. 杭州：浙江科学技术出版社 , 2019.

[2] 邢新 , 焦向阳 , 赫岚 . 去表皮乳晕三角瓣支撑法乳头内陷矫治术 [J]. 实用美容整形外科杂志 , 1999, 10: 296-299.

[3] 林涛 , 王明刚 , 钟晓红 . 改良 Skoog 法矫治中重度乳头内陷 [J]. 中国美容医学 , 2020, (11): 31-34.

[4] 沈向前 , 姚建民 , 李建兵 . 埋线法乳头内陷矫正术 [J]. 中国美容整形外科杂志 , 2001, 12(1): 6.

[5] 王炜 . 乳头内陷及其新月形瓣矫正术 [J]. 实用美容整形外科杂志 , 1992, 3: 189.

[6] 姚建民 , 宋建良 , 潘德天 . 飞碟形切口乳头成形术 [J]. 实用美容整形外科杂志 , 1994, 5 (2): 66-67.

[7] 宋震坤 , 陈小平 , 宋建良 . 中国妇女乳房乳晕乳头比例的测定及相关因素分析 [J]. 中华医学美学美容杂志 , 2005, 11(6): 326-328.

[8] Peled I J. Purse-string suture for nipple projection[J]. Plastic and Reconstructive Surgery, 1999, 103(5): 1480-1482.

[9] Kim D Y, Jeong E C, Eo S R, et al. Correction of inverted nipple: an alternative method using two triangular areolar dermal flaps[J]. Ann Plast Surg, 2003, 51(6): 636-640.

[10] Park H S, Yoon C H, Kim H J. The prevalence of congenital inverted nipple[J]. Aesthetic Plastic Surgery, 1999, 23(2): 144-146.

[11] Broadbent T R, Woolf R M. Benign inverted nipple: trans-nipple-areolar correction[J]. Plastic & Reconstructive Surgery, 1976, 58: 673-677.

[12] Scholten E. The classification of inverted nipples[J]. Plastic & Reconstructive Surgery, 2000, 106(3): 737-738.

[13] Han S, Hong Y G. The inverted nipple: its grading and surgical correction[J]. Plastic & Reconstructive Surgery, 1999, 104: 389-395.

[14] Schwager R G, Smith J W, Gray G F, et al. Inversion of the human female nipple, with a simple method of treatment[J]. Plastic & Reconstructive Surgery, 1974, 54(5): 564-569.

[15] Haeseker B. The application of de-epithelialised "turn-over" flaps to the treatment of inverted nipples[J]. Br Plast Surg, 1984, 37: 253-255.

[16] Yamamoto Y, Sugihara T. Correction of inverted nipple with modified star flap technique[J]. Aesthetic Plast Surg, 1997, 21: 193-195.

[17] Skoog T. An operation for inverted nipples[J]. Br J Plast Surg, 1952, 5: 65-69.

[18] Broadbent T R, Woolf R M. Benign inverted nipple: trans-nipple-areolar correction[J]. Plast Reconstr Surg, 1976, 58: 673-677.

[19] Lee H B, Roh T S, Chung Y K, et al. Correction of inverted nipple using strut reinforcement with deepithelialized triangular flaps[J]. Plas Reconstr Surg, 1998, 102: 1253-1258.

[20] Kroll S S, Hamilton S. Nipple reconstruction with the double-opposing-tab flap[J]. Plast Reconstr Surg, 1989, 84(3): 520-522.

[21] Cronin E D, Humphreys D H, Ruiz-Razura A. Nipple reconstruction: the S flap[J]. Plastic and Reconstructive Surgery, 1988, 81(5): 783-787.

第二章
乳晕肥大

　　成年女性乳房的乳晕的直径为 3~6 cm，乳晕与乳头色素均较深，融为一体。乳晕皮肤有毛发和腺体，腺体有汗腺、皮脂腺（乳晕腺），这些乳晕上的小突起较大且表浅，分泌油脂，具有保护娇嫩的乳头和乳晕的作用。青春期乳晕的颜色呈玫瑰红色，妊娠期、哺乳期色素沉着加重、增大，颜色会呈深褐色。

　　当乳晕大于正常大小时可以整形，缩小乳晕的手术方法包括双环法乳晕缩小术或稍做改良的其他术式。手术理念是切除乳晕外缘一圈的乳晕皮肤，用线材埋于皮下（真皮层），荷包单圈双圈缝合，紧缩乳晕。典型病例及分析详见病例 1 至病例 5。

【病例 1】
 • 病史介绍：女性，40 岁，分娩一胎。双侧乳晕肥大，乳房严重下垂。
 • 手术方法：乳晕缩小术（单纯双环法）。
 • 手术步骤：①切口设计：患者站立位，于双侧乳晕设计切口线，双侧上臂中点的连线为新乳头位置，乳晕直径为 3.5 cm。②操作：按设计线切开黏膜，切除多余的黏膜组织。用 3-0 中长期可吸收线于内、外缘错层双圈荷包缝合，各 2 圈。皮肤用 5-0 尼龙线做连续缝合。③观察外形：双侧对称，无活动性出血，纱布覆盖。详见图 2-1。

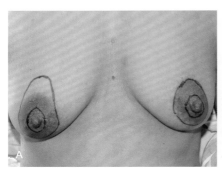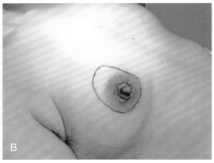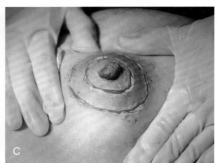

图 2-1　乳晕缩小术（单纯双环法）矫正乳晕肥大
A. 乳晕肥大；B. 切口设计；C. 切开皮肤

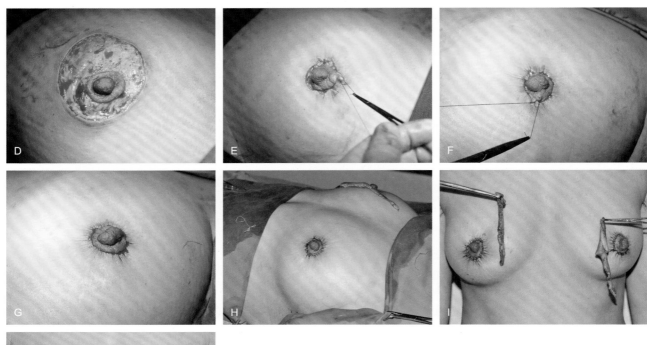

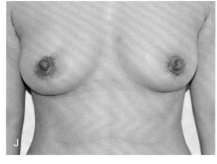

图 2-1（续）　乳晕缩小术（单纯双环法）矫正乳晕肥大
D. 切除乳晕；E. 双圈荷包；F. 提紧打结；G. 缝合皮肤；H、I. 术毕时形态；J. 术后 10 天形态，拆线

· 术后随访：术后外形良好。

· 注意事项：缩小乳晕会改变乳头位置，设计新乳头的定位方法：①胸乳线（胸骨上缘至新乳头中点）为身高的 12%~12.5%。②双侧上臂连线与锁骨中线交点下 4 cm。

【病例 2】

· 病史介绍：女性，30 岁，育一胎。双侧乳晕肥大。

· 手术方法：乳晕缩小术（双环法）。

· 手术步骤：切除乳晕一圈表皮，用 3-0 可吸收线皮下做环状荷包埋线缝合，用 5-0 尼龙线间断皮肤缝合（图 2-2）。

· 术后随访：外形良好。

· 注意事项：留下乳晕真皮层，术后有潜在的皮脂腺囊肿、感染风险。

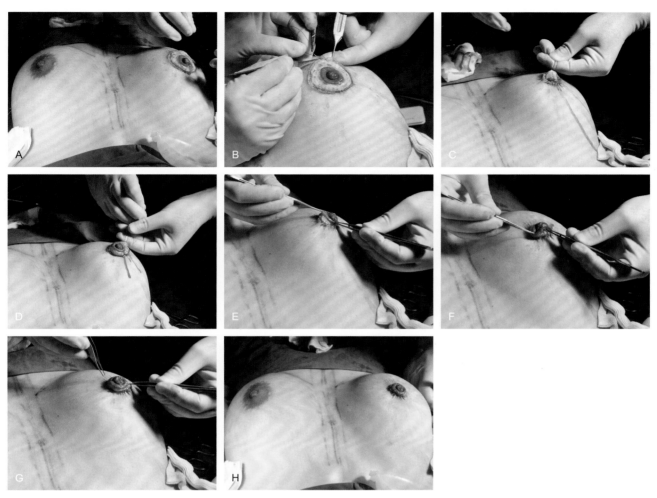

图 2-2　乳晕缩小术（单纯双环法）矫正乳晕肥大
A. 乳晕肥大；B. 切除表皮；C. 皮下荷包缝合；D. 提紧荷包；E. 调整张力；F. 皮下缝合；G. 皮肤缝合；H. 术毕形态

【病例 3】

· 病史介绍：女性，26 岁，育二胎。双侧乳晕肥大，乳房相对不大，伴下垂。

· 手术方法：乳晕缩小术（单纯双环法）。

· 手术步骤：同前，切除乳晕一圈表皮，用 3-0 可吸收线皮下做间断缝合，再做埋线荷包缝合，最后用 5-0 尼龙线间断皮肤缝合。详见图 2-3 和视频 2-1。

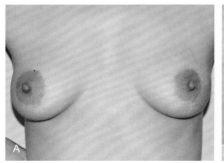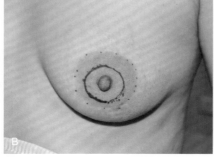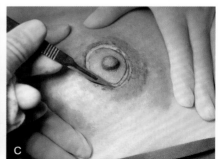

图 2-3　乳晕缩小术（单纯双环法）矫正乳晕肥大
A. 双侧乳晕肥大；B. 切口设计；C. 切开内圆

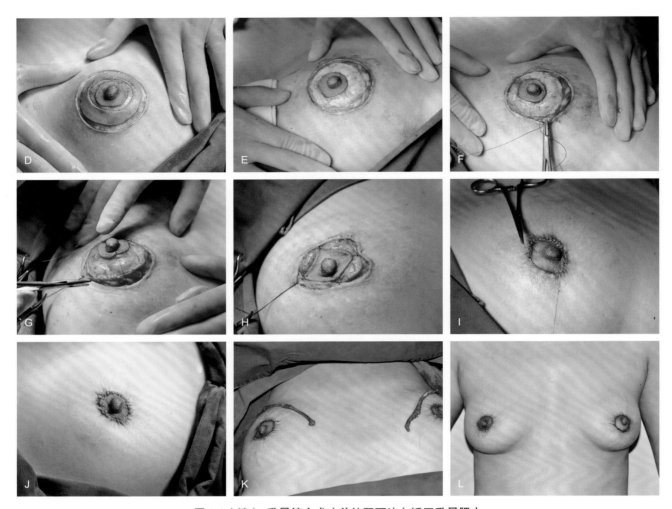

图 2-3（续） 乳晕缩小术（单纯双环法）矫正乳晕肥大

D. 切开外圆；E. 切除一圈乳晕；F. 外圆皮下做荷包减张缝合；G. 荷包缝合；H. 提紧荷包，固定 4 针；I. 缝合皮肤；J. 术毕时形态；K. 切除的乳晕；L. 双侧形态

视频 2-1 乳晕缩小术（单纯双环法）

- 术后随访：外形良好。
- 注意事项：皮下缝合均应将线结埋于深处。

【病例 4】

- 病史介绍：女性，33 岁，育一胎。乳晕缩小术后 1 年，双侧乳晕肥大，瘢痕明显、均匀。
- 手术方法：乳晕缩小术（真皮束带法）。
- 手术步骤：同前，术中利用真皮制作四头带，环绕乳头缝合固定，以抵抗切口张力、减少瘢痕（图 2-4）。
- 术后随访：外形良好，效果维持较长。
- 注意事项：真皮蒂吊带的制作，应将 4 束吊带设计在对抗地球引力的方向，减少术后瘢痕。

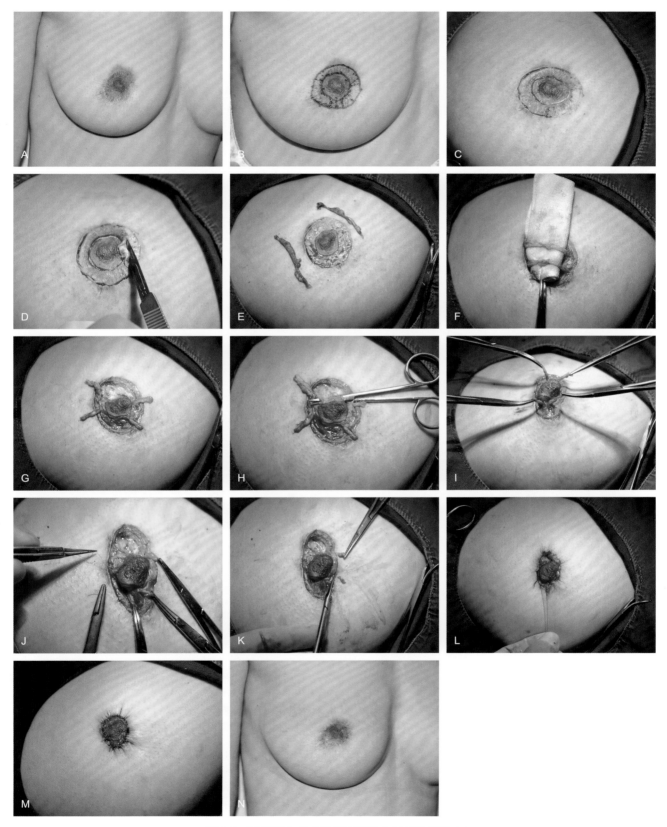

图 2-4 乳晕缩小术（真皮束带法）矫正乳晕肥大

A. 术前乳晕肥大；B. 切口设计；C. 切开乳晕；D. 切除表皮；E. 保留真皮；F. 纵向切取两条真皮；G. 断开分为四头；H. 经过隧道，围绕一圈；I. 提紧真皮束带；J. 分别固定，对抗张力；K. 修剪多余的真皮；L. 另做荷包缝合；M. 术毕形态，乳晕缩小；N. 术后 3 周形态

【病例 5】

• 病史介绍：女性，30 岁，孕育一胎。双侧乳晕肥大，要求整形。

• 手术方法：乳晕缩小术（三层缝合法）。

• 手术步骤：同前，切除乳晕一圈皮肤，创面皮下做 2 层埋线荷包缩乳缝合，即将乳晕外圈皮下做连续缩乳缝合（可以双圈缝合），再将乳晕内圈与外圈一起做连续荷包缝合，浅层皮肤做间断缝合。详见图 2-5。

• 术后随访：外形良好，效果维持较长。

• 注意事项：埋线的线材用慢吸收缝线，浅层的皮肤用尼龙线。

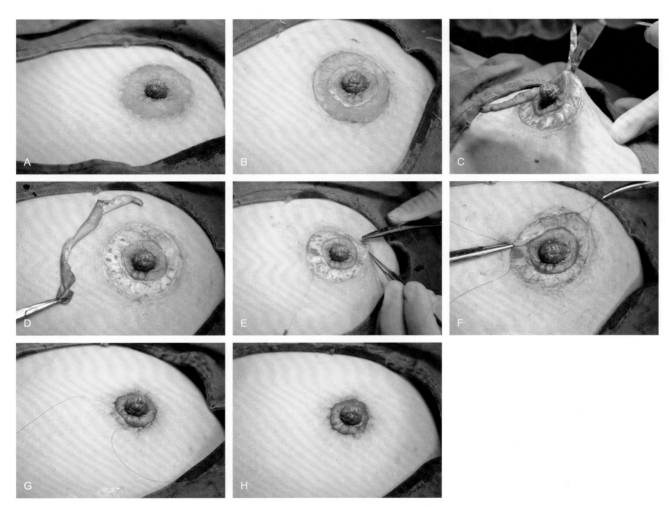

图 2-5　乳晕缩小术（三层缝合法）矫正乳晕肥大

A. 乳晕肥大；B. 切口设计；C. 环状切开乳晕；D. 切除一圈皮肤；E. 缩缝外圈皮下；F. 双圈缝合，提起中点，以便提紧；G. 收紧缝线图；H. 间断缝合、定形乳头

治疗体会

- 乳晕缩小术效果确切，可使乳晕缩小，同时也可提升乳房、紧缩乳房质地和弹性。乳晕越大，缩缝后提升乳房作用越大。但同所有手术一样，均会留下切口瘢痕，乳晕越大，缩缝时的褶皱越多，瘢痕就越大。
- 乳晕切口设计以横向椭圆形为宜，站立时正好呈正圆形。
- 乳晕缩小术需先做均匀的间断缝合，有利创口皮肤的张力分布。浅层的皮肤缝合以间断缝合为妥，这样便于调整、对合。
- 依靠具有生物活性的真皮吊带，其抗张力的作用远比线材可靠。
- 乳晕外圆的缝合以双圈埋线法为好。

· 参考文献 ·

[1] 乔群, 凌治淳, 宋如耀, 等. 双环形切口乳房缩小术 [J]. 中华整形外科杂志, 1992, 8(3): 171-173.

[2] 杨杰, 孙家明, 郭科熊. 改良双环法中心蒂乳房缩小成形术 [J]. 中华医学美学美容杂志. 2012, (1): 12-15.

[3] 刘照. "双环法"乳房整形治疗乳房肥大及乳房下垂患者的随访观察研究 [J]. 中国医疗美容, 2014, 4(2): 50-52.

[4] Fu S, Luan J, Xin M Q, et al. Erratum to: an innovative method for intraoperative shaping and positioning of the nipple-areola complex in reduction mammaplasty and mastopexy[J]. Aesthetic Plastic Surgery, 2012, 36(4): 914-916.

第三章
乳腺肥大

有部分患者因为恐惧乳腺肿瘤、男性乳腺发育或性别畸形而选择预防性地切除肥大的乳腺和副乳，患者对切口位置、长短、瘢痕提出更高的要求。应用整形外科的理念，进行乳腺肥大的切除、缩小的手术方法包括：①制作乳晕切口，分叶状切除乳腺。②乳房下皱襞做弧形切口，切除乳腺及皮肤。后者适用于伴有乳房下垂的患者。

一、乳腺切除术

1. 乳晕切口·经乳晕切口的乳腺切除术是整形外科常用的术式，具有切口较小、术后瘢痕不明显的优势，同时满足切除整个乳腺组织的操作需求。典型病例及分析详见病例 1 和病例 2。

【病例 1】

· 病史介绍：22 岁，真二性畸形，核型 46XY,(22)/46XX,(32)。彩超检查：盆腔内男女性腺结构，双侧乳腺肥大畸形。

· 手术方法：乳腺切除术（乳晕 Ω 切口）。

· 手术步骤：①切口设计：于乳晕设计 Ω 切口。②做局部肿胀麻醉（2% 利多卡因 10 mL + 罗哌卡因 10 mL + 生理盐水 250 mL）。③按设计线切开皮肤和乳腺，进入乳腺做浅、深两层分离，条状切除乳腺。④检查创面、止血。⑤缝合皮下及皮肤。⑥辅料覆盖、胶纸固定。详见图 3-1。

· 术后随访：外形良好。

· 注意事项：弹性绷带包扎。

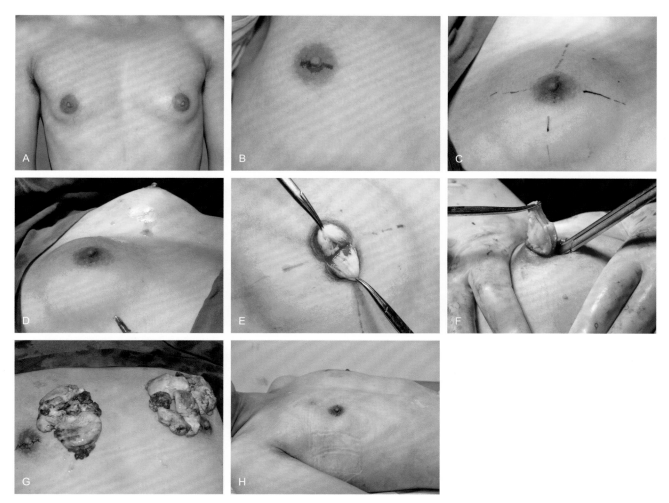

图 3-1 乳腺切除术（乳晕 Ω 切口）矫正乳腺肥大
A. 乳腺增生；B. 切口设计；C. 标记范围；D. 局部麻醉；E. 切开乳头；F. 提起乳腺；G. 分叶切除；H. 术后外形

【病例 2】

· 病史介绍：女性，27 岁，未婚。双侧乳房发育正常，因乳房肿瘤恐惧心理要求切除乳腺。

· 手术方法：乳腺切除术（乳晕弧形切口）。

· 手术步骤：①切口设计：乳晕弧形切口。②做局部肿胀麻醉（2% 利多卡因 10 mL + 罗哌卡因 10 mL + 生理盐水 250 mL）。③按设计线切开皮肤分离至乳腺，扩大分离面积，提起、切开乳腺，条状切除乳腺，直至腺体全部切除。④检查创面、止血。⑤缝合皮下组织及皮肤。⑥辅料覆盖、胶纸固定。详见图 3-2。

· 术后随访：外形良好，切口瘢痕不明显。

· 注意事项：术后用弹性绷带包扎。

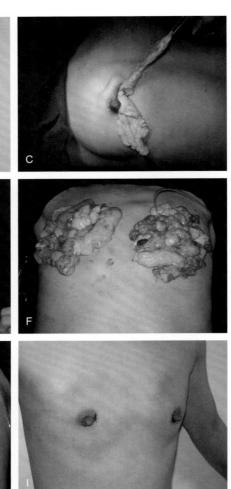

图 3-2 乳腺切除术（乳晕弧形切口）矫正乳腺肥大
A. 术前乳房；B. 侧面观；C. 乳晕切口；D. 分叶切除乳腺；E. 左侧乳腺；F. 双侧切除的
乳腺；G. 切除乳腺后的外观；H. 根据需要留置引流管；I、J. 术后 1 周，恢复顺利，外
形平整

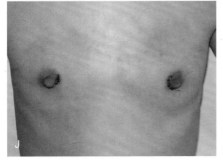

治疗体会

- 本术式以整形理念切除乳腺，应以切口短小、隐蔽且操作方便等为设计原则。
- 乳晕的小切口能够分叶切除乳腺，化整为零。
- 乳腺切除术适用乳房没有下垂且切除乳腺后估计皮肤会良好回缩的患者，如果伴有巨大、下垂的
  乳房，本术式不适用。
- 术中在乳腺前面分离，提起乳腺，边切边分离后壁。先切除一条，使得空间变大，继续切，直到
  切完为止。

2. 乳房下缘切口·经乳房下缘切口的乳腺切除术，优点包括能满足、适应各种巨大、下垂乳房的发育和形态，不足的是留下弧形的大切口瘢痕。典型病例及分析详见病例 3。

【病例 3】

· 病史介绍：女性，33 岁，未婚，有拒乳情绪。双侧乳腺肥大伴下垂。

· 手术方法：乳腺切除术（乳房下缘切口）。

· 手术步骤：①全身麻醉下，常规消毒铺巾。②于双侧乳晕下缘设计一长约 20 cm 弧形切口，于每侧乳腺浅、深层注射肿胀液 400 mL（2% 利多卡因 20 mL + 罗哌卡因 10 mL + 生理盐水 500 mL），沿设计线弧形切开皮肤表皮层，分离乳腺浅、深两层，切除乳腺组织，查无活动性出血，留置引流管。③用 5-0 可吸收线缝合内层组织，用 5-0 尼龙线间断缝合皮肤，检查对合切口，观察双侧乳头和乳晕血运及形态满意。④乳头、乳晕再造：游离切取乳头、乳晕，移植于对应的胸部位置。双侧创面各留置 1 根引流管。详见图 3-3。

· 术后随访：外形良好，移植乳头、乳晕成活。

· 注意事项：①切口线设计在乳房下皱襞。②本例患者乳房下垂明显，皮肤量大，只能选择同时切除皮肤的术式。

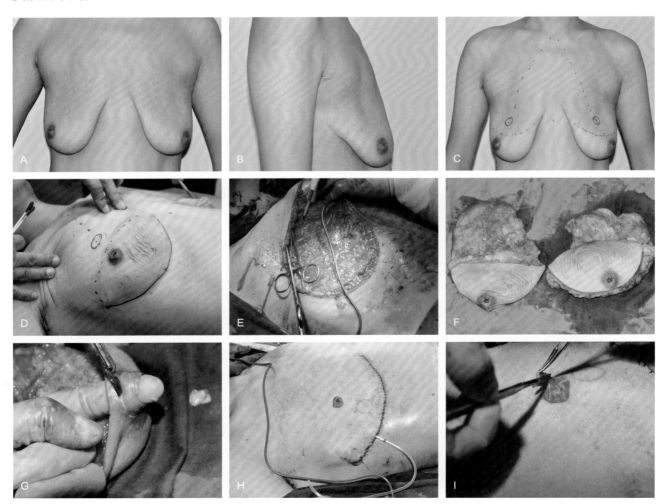

图 3-3 乳腺切除术（乳房下缘切口）矫正乳腺肥大

A. 乳房下垂；B. 侧面观；C. 切口设计；D. 确定切除范围；E. 切除乳房；F. 切下的乳腺；G. 切取乳晕；H. 移植乳晕；I. 切开乳晕位置的皮肤

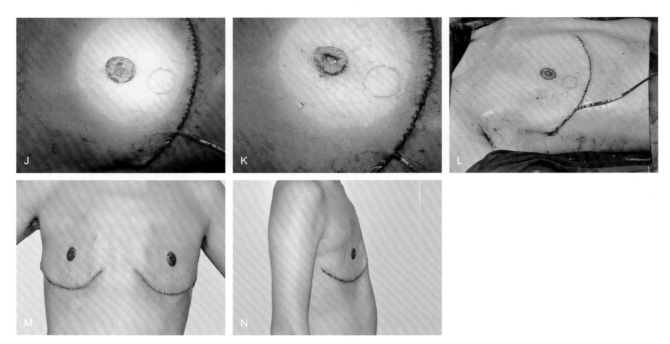

图 3-3（续） 乳腺切除术（乳房下缘切口）矫正乳腺肥大
J. 切除皮肤；K. 移植乳晕；L. 移植乳头；M、N. 术后 1 周拆线，外形平整

治疗体会

◦ 乳腺切除术（乳房下缘切口）是相对其他带蒂乳头移位的术式，具有切口较短、创伤较少、操作简单、恢复较快、并发症少的优势。

二、副乳切除术

副乳常为在腋部发育不全的组织，有的仅有乳腺或仅有乳头，也有些有完整的乳体（乳头、乳晕、腺体）且较大。月经前副乳也会发胀疼痛，妊娠期明显增大，有的在哺乳期间还分泌出乳汁，其发生率为 1%~6%。当有以下三种情况可以考虑手术：①月经期有胀痛症状。②副乳出现异常肿块。③副乳增大影响美观。手术方式包括：①以乳腺为主采用腋下皱襞小切口副乳切除术。②以脂肪为主可采用局部抽吸术。

1. **腋下皱襞小切口副乳切除术** · 副乳邻近腋下，将切口设计于腋下皱襞，切口比较隐蔽，切口瘢痕不明显。典型病例及分析详见病例 4 和病例 5。

【病例 4】
· 病史介绍：女性，50 岁，分娩二胎，副乳明显，双侧腋前下肿块。
· 手术方法：副乳切除术（腋下切口）。
· 手术步骤：①全身麻醉下，常规消毒铺巾。②于腋前设计菱形切口，于每侧乳腺浅、深层注射肿胀液 100 mL（2% 利多卡因 10 mL＋罗哌卡因 10 mL＋生理盐水 200 mL）。切开皮肤表皮层，分离副乳乳腺浅、深层，切除乳腺组织，电凝止血，清洗创面。③用 5-0 可吸收线缝合深层组织封闭创面底部，用 5-0

尼龙线间断缝合皮肤，局部缝合数针，消灭空腔。详见图 3-4。

- 术后随访：外形良好，瘢痕隐蔽。
- 注意事项：①切口选择隐蔽的腋下。②潜行分离的创面宜及时缝合，以免积血、积液。③术中乳房腺体范围裸眼分辨不清，切除可能不彻底。

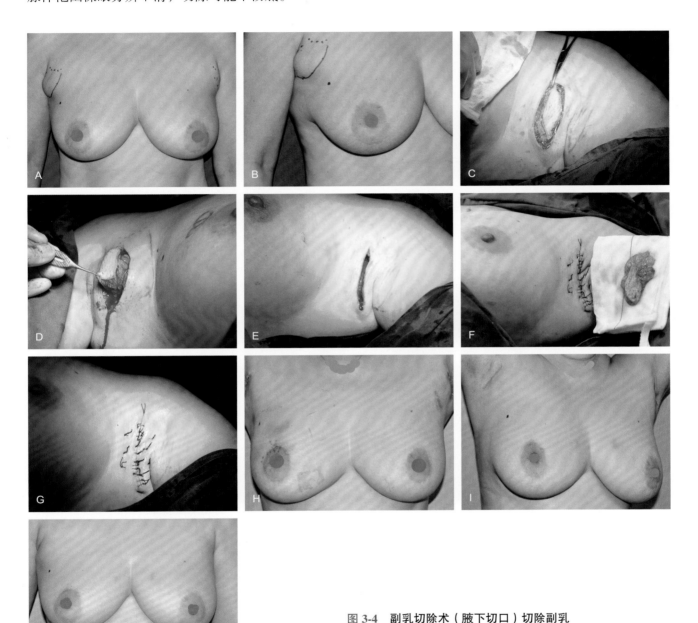

图 3-4　副乳切除术（腋下切口）切除副乳

A. 腋下副乳；B. 切口设计；C. 切开皮肤；D. 分离、切除副乳腺体；E. 皮下缝合；F. 切除副乳，皮肤缝合；G. 铆钉缝合，消灭空腔；H. 术后 1 周，拆线；I、J. 术后 10 个月，外形良好

【病例 5】

- 病史介绍：女性，43 岁，分娩一胎。副乳显露不美，双侧腋前下肿块。
- 手术方法：副乳切除术（腋下切口）。
- 手术步骤：同病例 4，详见图 3-5。
- 术后随访：恢复顺利，瘢痕隐蔽。
- 注意事项：①术中用油钉缝合、固定皮肤，以防出血。②及时处理皮肤猫耳朵。

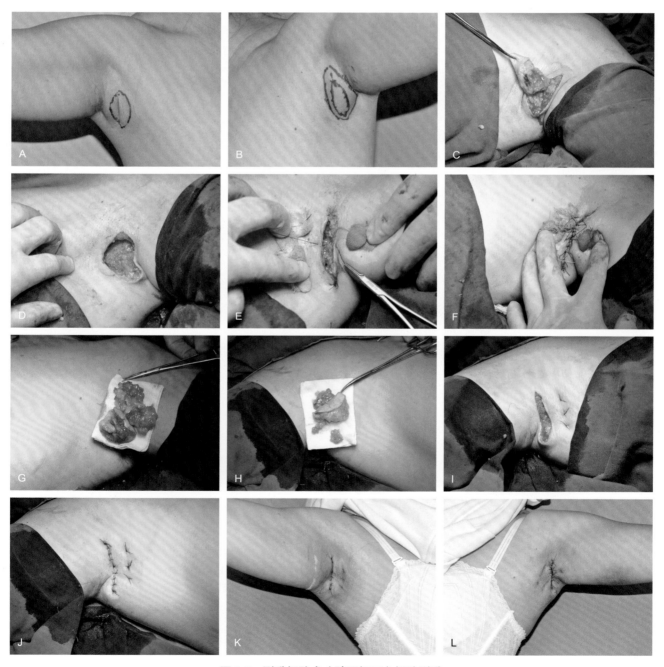

图 3-5　副乳切除术（腋下切口）切除副乳

A、B. 副乳切口设计；C. 切除副乳；D. 切除的范围；E. 皮下缝合，消灭空腔；F. 缝合皮肤；G. 切除的乳腺；H. 右侧手术方法同左侧；I. 铆状缝合；J. 不留空腔；K、L. 术后 4 天，左侧外形良好

治疗体会

◦ 选择隐蔽的切口，暴露不清、创面渗血等均会增加操作的难度。

◦ 术中宜在肿胀麻醉下，精准、仔细地操作，切除副乳组织。

◦ 切口设计在腋窝顶部会增加手术难度，对副乳肿块不大的情况下可以采用。

参考文献

[1] 韩晓东, 刘世杰. 常见乳房肥大症缩小术的高原研究进展 [J]. 高原医学杂志, 2021, 31(3): 60-63.

[2] 肖芃, 郭亮, 孙家明. 腺性肥大乳房乳腺组织和上皮细胞中雌激素受体 α 的定位和表达 [J]. 中华实验外科杂志, 2020, 37(9): 1712-1715.

[3] Hall-Findlay E J.Invited discussion on: superomedial pedicle breast reduction for gigantic breast hypertrophy: experience in 341 breasts and suggested safety modifications[J]. Aesthetic Plastic Surgery, 2021, 45(2): 386-389.

[4] de Aguiar B B, Silva R S, Carla C, et al. Juvenile breast hypertrophy[J]. Endokrynologia Polska, 2020, 71(2): 202-203.

第四章
男性乳房肥大

各种生理性或病理性因素导致的男性乳房发育或肥大，排除肿瘤原因而需求改变外形的患者，可采用整形外科手术治疗。根据乳腺的质地、范围、完整性来选择术式，包括经乳晕分叶切除术、抽吸术，以腺体为主要成分的宜选择经乳晕分叶切除术，以脂肪为主的可选抽吸术。

一、男性乳房经乳晕切除术

经乳晕切除男性发育异常、肥大的乳腺，分叶状切割、切除腺体，能基本满足切口的长度。具有隐蔽、切口小的优点，笔者推崇该术式。典型病例及分析详见病例1。

【病例1】
· 病史介绍：男性，18岁。乳腺肥大畸形，双侧乳房以腺体为主，质地柔软，无肿块、结节，要求切除乳腺。
· 手术方法：乳腺切除术（乳晕切口）。
· 手术步骤：①切口设计：于乳晕下缘设计切口。②用局部肿胀液（2% 利多卡因 10 mL＋生理盐水 100 mL）麻醉，按设计线切开皮肤和乳腺，分离进入乳腺浅、深两层分离，条状切除乳腺。③检查创面、止血，缝合皮下及皮肤。详见图 4-1。

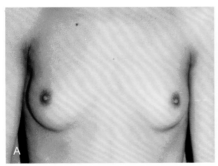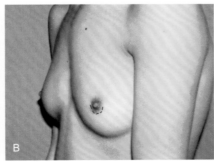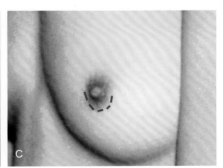

图 4-1　乳腺切除术（乳晕切口）切除乳腺
A. 乳腺肥大；B. 侧面观；C. 切口设计

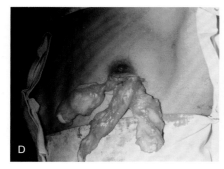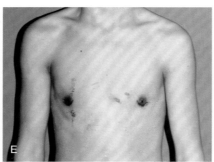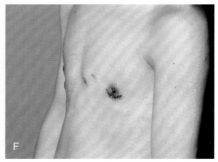

图 4-1（续） 乳腺切除术（乳晕切口）切除乳腺
D. 分叶切除乳腺；E. 术后 1 周，拆线；F. 术后侧面观

- 术后随访：恢复顺利，局部麻醉用量较少。局部皮肤水疱系胶布过敏，随访时机不当。
- 注意事项：术后用弹性绷带包扎、固定。

治疗体会

- 男性乳房发育常以乳腺管增生为主，边界清楚，腺体集中，用较小切口能够全部切除乳腺。
- 乳腺切除术小切口、全切除的设计理念，符合整形外科原则。

二、男性乳房脂肪抽吸术

以局部脂肪组织为主的男性乳房发育或肥大，可以采用同样抽脂的手术方法，相关的并发症及注意事项等可参照吸脂术的相关资料。典型病例及分析详见病例 2。

【病例 2】
- 病史介绍：男性，44 岁。乳腺肥大，双侧乳房以脂肪为主，质地软，无肿块、结节，要求整形。
- 手术方法：乳房脂肪抽吸术。
- 手术步骤：做局部肿胀麻醉（2% 利多卡因 10 mL+ 生理盐水 200 mL），用直径 2 mm 的吸脂管进行乳晕抽吸脂肪（图 4-2）。
- 术后随访：恢复顺利。
- 注意事项：术后用弹性绷带加压包扎。

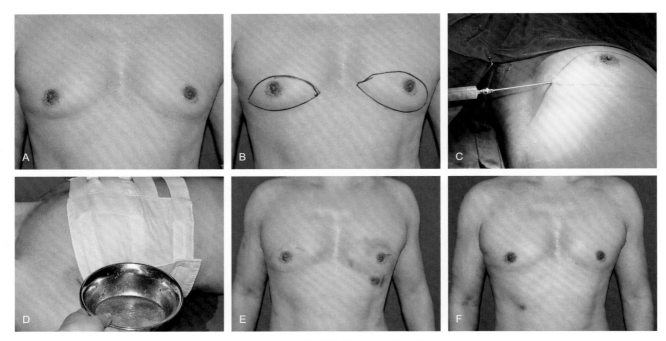

图 4-2　乳房脂肪抽吸术矫正乳腺肥大
A. 乳腺肥大；B. 标记范围；C. 针管抽吸；D. 抽出的脂肪；E. 术后 1 周形态；F. 术后 8 周形态

治疗体会

◦ 乳房脂肪抽吸术的优点是点状创口抽吸脂肪，不留明显瘢痕；缺点是部分增生腺体不易抽出。
◦ 以乳房脂肪增生为主的病例可采用抽吸脂肪的术式。

◆ 参考文献 ◆

[1]　姚建民，宋建良，吴昕. 经乳晕下缘分叶状切除男性乳房肥大症 [J]. 实用美容整形外科杂志，1996, 7(3): 122-123.

[2]　张树青，卢彬，朱光辉. 吸脂联合乳晕下缘弧形切口治疗男性乳房肥大症 [J]. 中国美容医学，2015, 24(14): 10-12.

[3]　Wojcik R, Adanczyk K. Male breast hypertrophy-a review of modern methods of treatment[J]. Journal of Education, Health and Sport, 2018, 8(8): 180-191.

下　篇

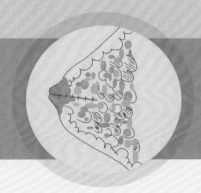

外生殖器畸形

第五章
男性外生殖器畸形

第一节 · 概 述

一、应用解剖

男性外生殖器由阴囊（睾丸）、阴茎组成（图 5-1）。

（1）阴囊：由肉膜构成，薄而柔软，皮下含有大量平滑肌纤维。肉膜形成的阴囊，以中膈将两侧睾丸和附睾隔开。肉膜热胀冷缩，调节温度，以利精子的产生和生存。

（2）阴茎：可分为头、体和根三部分。头部是阴茎前端膨大的部分，顶端有尿道外口，头后稍细的部分叫阴茎颈。阴茎根部藏在皮肤的深面，附着于耻骨下支和坐骨支上。阴茎根与阴茎颈之间的部分为阴茎体，由两个阴茎条状海绵体和一个尿道海绵体构成，截面呈倒"品"字形，外层包以筋膜和皮肤。两根阴茎海绵体紧密结合，前端嵌入阴茎头后面的凹窝中，后端分离成为阴茎根。尿道海绵体位于阴茎海体腹侧中央，贯穿阴茎全长，前端膨大即阴茎头（龟头），后端膨大形成尿道球，附着于尿生殖膈上。

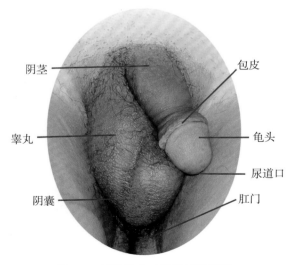

图 5-1　男性外生殖器解剖示意图

（3）海绵体：是一种勃起组织，内部由结缔组织和平滑肌组成海绵状支架，其腔隙与血管相通。外面包有坚厚的白膜，当内部的腔隙内充满血液时，阴茎变粗、变硬而勃起。阴茎皮肤薄而软，皮下组织疏松，易于伸展。而阴茎头的皮肤无皮下组织，不能活动。阴茎体部的皮肤向前至阴茎颈呈游离状，形成环形皱襞叫阴茎包皮。在阴茎头腹侧正中线上，包皮与尿道外口相连的皮肤皱襞叫包皮系带。

二、常见畸形形态

先天性男性外生殖器畸形包括阴茎系带短缩、包皮过长或包茎、阴茎短小、尿道下裂、阴茎侧弯等；外伤性畸形包括阴茎断裂、包皮撕脱、阴茎缺损等。

三、手术治疗

1. **手术式式** · 常用的术式包括阴茎包皮扩张、环切术，阴茎延长、矫正术，以及尿道成形、修复、阴茎包皮撕脱修复、阴茎再植、阴茎再造术等。

2. **修复材料** · 局部皮瓣、岛状皮瓣和游离皮瓣，通过局部转移、游离移植去修复、矫正畸形。

3. **特殊技术** · 运用显微外科技术，吻合微小血管、神经，再植、再造阴茎器官。

4. **注意事项** · 十分强调血供概念和异物对机体组织愈合、引起感染的副作用。主张无创、减张、无张和早拆线的整形外科基础操作原则。

第二节·阴茎系带短缩

一、概述

阴茎系带是一条位于阴茎腹侧包皮连接龟头尿道口的束带，当发育过短会形成蹼状，可影响阴茎生理勃起、龟头仰升的功能（图 5-2）。

二、手术方法

常用手术方法包括切除系带、横切纵缝或 Z 字改形等。术中注意仔细电凝止血，术后一天及时复诊，以防不测。常见的并发症为术后局部出血、血肿。典型病例及分析详见病例 1 至病例 4。

【病例 1】

· 病史介绍：男性，18 岁。阴茎系带过短，呈蹼状畸形，勃起时有牵扯痛。

· 手术方法：阴茎系带切除术。

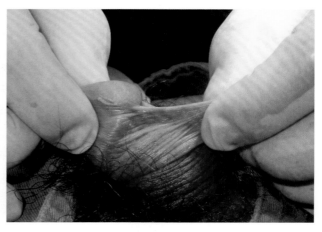

图 5-2 阴茎系带短缩，蹼状系带

- 手术步骤：提起阴茎系带，局部浸润麻醉，剪切系带，用 5-0 可吸收线间断缝合（图 5-3）。
- 术后随访：恢复顺利，留有瘢痕，半年后退化。

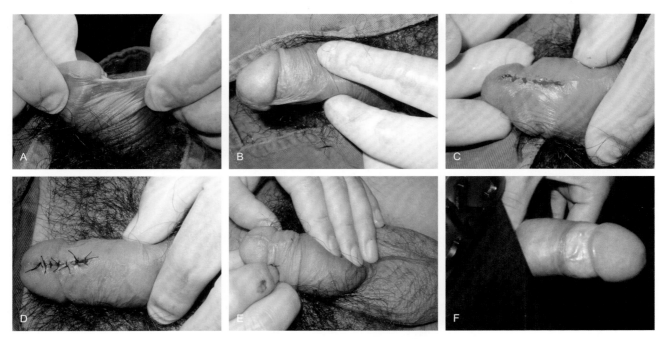

图 5-3　阴茎系带切除术矫正阴茎系带短缩
A. 阴茎蹼状系带；B. 侧面观；C. 切除系带；D. 间断缝合；E. 松解挛缩的系带；F. 术后形态良好

【病例 2】

- 病史介绍：男性，18 岁。阴茎系带过短，呈蹼状畸形，包皮、龟头有牵扯感。
- 手术方法：阴茎系带横切延长术。
- 手术步骤：局部浸润麻醉，横向切开系带，松解、延长系带，用 5-0 可吸收线间断缝合（图 5-4）。
- 术后随访：恢复顺利，形态良好。

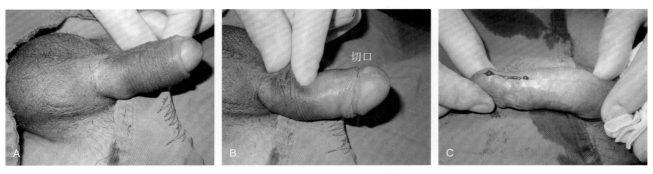

图 5-4　阴茎系带横切延长术矫正阴茎系带短缩
A. 阴茎系带；B. 切口设计；C. 切除系带

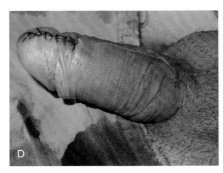
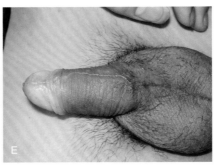

图 5-4（续） 阴茎系带横切延长术矫正阴茎系带短缩

D. 横切直缝；E. 术后 1 周，形态自然

【病例 3】

· 病史介绍：男性，18 岁。阴茎系带短缩呈蹼状，龟头屈曲畸形。

· 手术方法：阴茎系带 Z 字延长术。

· 手术步骤：局部浸润麻醉，以系带为 Z 字中轴线切开系带，交换三角瓣，松解、延长系带，用 5-0 可吸收线间断缝合（图 5-5）。

· 术后随访：恢复顺利，愈合良好。

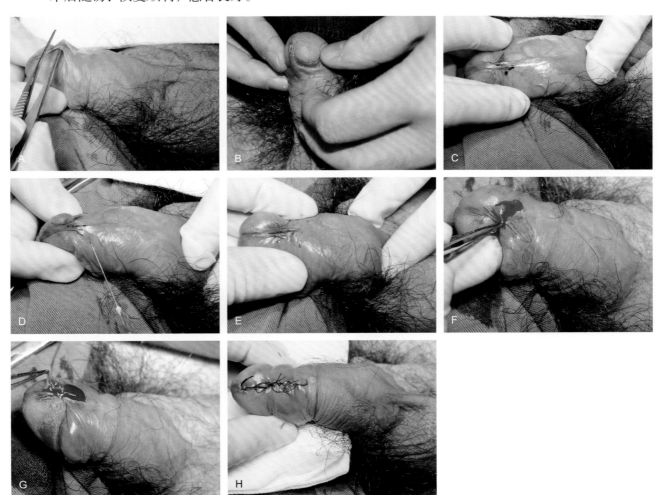

图 5-5 阴茎系带 Z 字延长术矫正阴茎系带短缩

A. 系带牵拉；B. 侧面观；C. Z 字切口；D. 局部麻醉；E. 切开中线；F. 分离三角瓣；G. 松解系带；H. 缝合创面

【病例 4】

- 病史介绍：男性，25 岁。阴茎系带短缩畸形，龟头屈曲畸形。
- 手术方法：阴茎系带 Z 字延长术。
- 手术步骤：同病例 3，详见图 5-6。
- 术后随访：恢复顺利，愈合良好。

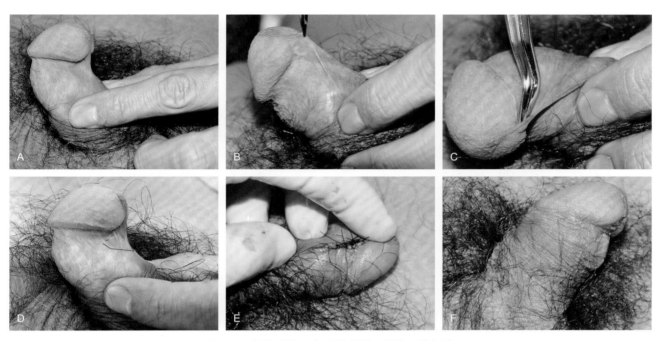

图 5-6　阴茎系带 Z 字延长术矫正阴茎系带短缩
A. 龟头屈曲畸形；B. 提起系带；C. 确认系带长度；D. 设计 Z 字切口；E. 切开缝合；F. 矫正屈曲畸形

治疗体会

- 切除系带可使阴茎体流线顺畅，有利性生活。
- 系带切除需松解充分、彻底。
- 横切或全切系带术式操作简单，Z 字延长术并发症相对较少。
- Z 字改形优于横切或全切系带的术式，充分利用了局部组织，避免直线瘢痕的不足。
- Z 字延长术对绝大多数的包皮、包茎的患者均适用，个别病例复发需再次扩张时，Z 字延长术仍然有效。
- 重视术后的护理，每天清洗、翻转、回纳，坚持 3 周以上。

第三节·**包皮过长与包茎畸形**

一、概述

包皮覆盖于全部龟头但能上翻为包皮过长，如包皮口狭小难以翻转则为包茎。当包皮不能上翻露出龟头，会在包皮内积尿垢、继而发炎、反复感染，应予以整形矫正（图5-7）。

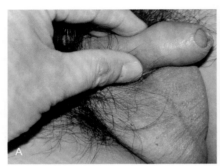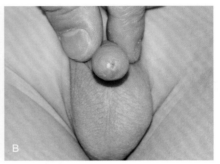

图 5-7　包皮过长、包茎畸形
A. 包皮过长；B. 包茎畸形

二、手术方法

矫正包皮过长和包茎畸形常用手术方法为包皮扩张术、包皮环切术和包皮套扎术。当扩张术难以矫正包茎、外露龟头时，可以采用包皮环切术或包皮套扎术，目的一样，均为内翻包皮、外露龟头。

1. **包皮扩张术**·短暂地对包皮进行机械扩张，伸展、释放潜在的、原有的或隐藏的包皮组织，达到治疗包茎的目的。术后每天外翻包皮、暴露龟头一次以上，坚持1~3个月。典型病例及分析详见病例5至病例7。

【病例 5】
· 病史介绍：男性，15岁。包茎畸形，龟头被包皮包裹，难以外露。
· 手术方法：包皮扩张术。
· 手术步骤：①局部浸润麻醉。②持血管钳进入包皮口，持续、缓慢地撑开、扩张包皮，在包皮口不同方向反复撑开。③翻出龟头，清理尿垢后用生理盐水清洗局部，抹上油性眼膏，包皮立刻复位。详见图5-8。
· 注意事项：①严防包皮嵌顿、卡压而使龟头缺血坏死。②教会患者术后坚持每天上翻包皮一次，并用清水清洗，抹上油膏，并及时复位包皮，以防卡压、嵌顿。③如遇不能复位包皮，及时返回医院处理。

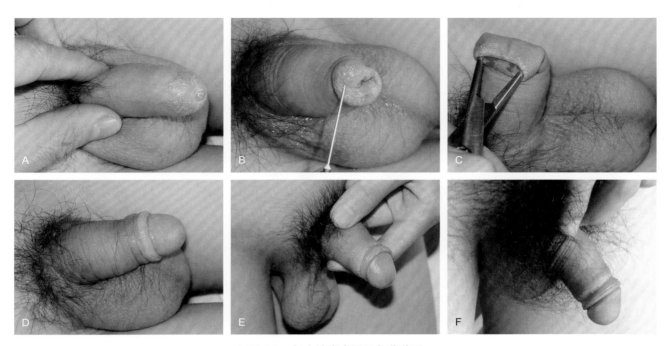

图 5-8　包皮扩张术矫正包茎畸形

A. 包茎畸形；B. 局部麻醉；C. 缓慢撑开；D. 剥离包皮与龟头的粘连；E. 术后 7 个月；F. 术后 5 年

【病例 6】

- 病史介绍：男性，6 岁。包茎畸形。
- 手术方法与手术步骤同病例 5，详见图 5-9。

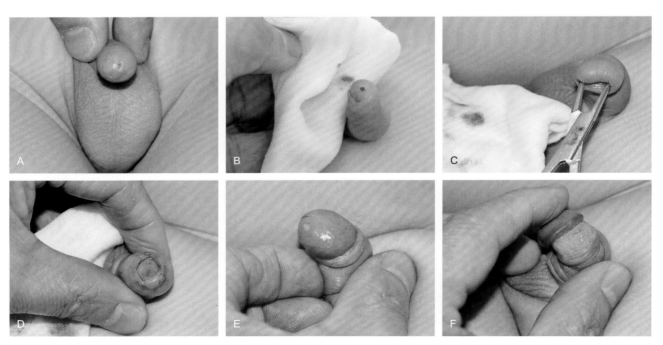

图 5-9　包皮扩张术矫正包茎畸形

A. 包茎畸形；B. 局部麻醉；C. 血管钳撑开；D. 剥离粘连；E. 显露龟头；F. 剥离至冠状沟

【病例 7】

· 病史介绍：男性，25 岁。包茎畸形。

· 手术方法与手术步骤同病例 5，详见图 5-10。

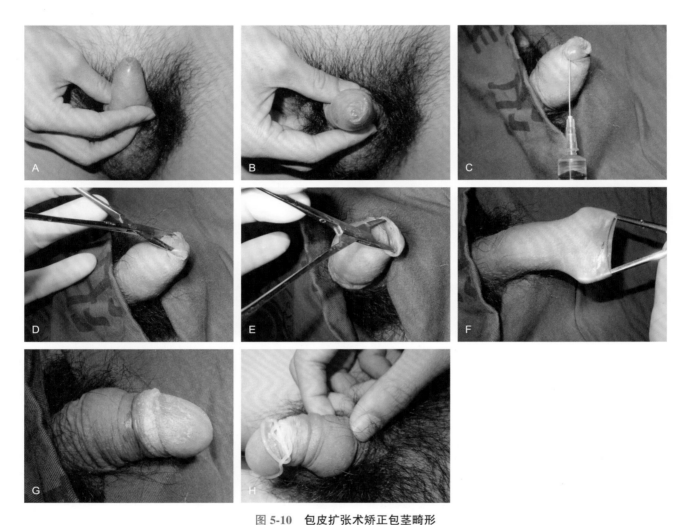

图 5-10　包皮扩张术矫正包茎畸形

A. 包茎畸形；B. 正面观察；C. 局部浸润麻醉；D. 分次扩张；E. 再次扩张；F. 三次扩张；G. 翻出龟头；H. 油膏涂抹，以防粘连

治疗体会

◦ 本组病例，手术疗效确切，均恢复良好。

◦ 阴茎系带如同舌系带，无知名血管，可以切除，不影响外生殖器功能。

◦ 包皮扩张术对绝大多数的包皮过长或包茎畸形均适用，个别病例可能复发，需再次扩张，该术式仍然有效。

◦ 重视术后的护理，每天清洗、翻转、回纳，坚持 3 周以上。

2. **包皮环切术** · 这是一种传统且成熟的治疗包皮过长和包茎畸形的手术方式，通过切除多余的包皮组织，扩大了阴茎包皮的口径，使得阴茎龟头自由外露，不再隐匿、积垢而继发局部发炎等，阴茎恢复正常形态。典型病例及分析详见病例 8 和病例 9。

【病例 8】

· 病史介绍：男性，42 岁。包皮过长畸形，龟头被包皮包裹，外露勉强，藏有污垢。
· 手术方法：包皮环切术。
· 手术步骤：①于包皮口提起 4 个点。②在两点之间纵向剪开 0.5~1.0 cm，在各点各缝 1 针，翻出、显露龟头。③连接 4 个缝合点，剪除多余的包皮，留置 4 根缝线，系上油纱条，打包固定。④1 周后拆线。详见图 5-11。
· 注意事项：①需止血彻底，可以电凝或缝扎止血。②包皮环状瘢痕挛缩时，可切除瘢痕，减张缝合。③包皮过短时，可用局部皮瓣转移、延长包皮术。

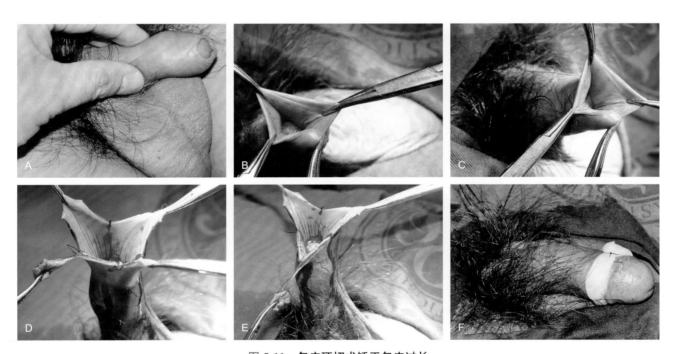

图 5-11　包皮环切术矫正包皮过长
A. 包皮过长；B. 提起包皮口；C. 估计切除范围；D. 从 4 处切开；E. 切除包皮；F. 留线 4 根，系上油纱

【病例 9】

· 病史介绍：男性，40 岁。包皮过长。
· 手术方法与手术步骤同病例 8，详见图 5-12。

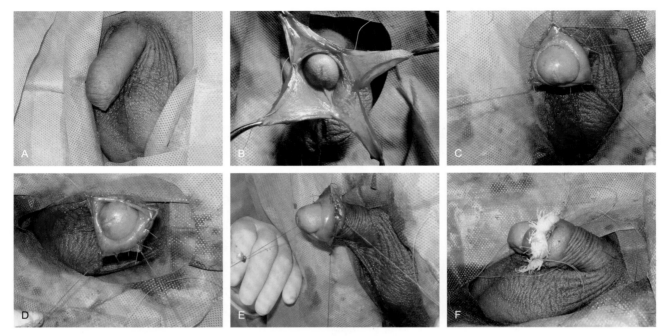

图 5-12 包皮环切术矫正包皮过长
A. 包皮过长；B. 切开包皮口；C. 切除多余包皮；D. 间断缝合；E. 留线 4 针；F. 系上油纱

治疗体会

◦ 对于阴茎包皮过长的患者，建议首选包皮扩张术，次选包皮环切术。
◦ 对简单的阴茎包皮扩张无效者，可以选择包皮环切术。
◦ 术中注意包皮切除不宜过度，否则有包皮过短的并发症。
◦ 本组病例均恢复良好，但留有手术瘢痕，或许性生活时有隐痛。

3. **包皮套扎术** 这是基于包皮环切术的一种变化的术式，通过对阴茎包皮进行环形套扎，使得包皮缺血、坏死、脱落、愈合，通过短缩包皮、扩大包皮口径达到治疗的目的。典型病例及分析详见病例 10。

【病例 10】
• 病史介绍：男性，12 岁。阴茎包皮过长，龟头被包皮包裹，外露勉强。
• 手术方法：包皮套扎术。
• 手术步骤：①阴茎根部阻滞麻醉。②提起包皮，置入环切器的内圈，置入的深度为 0.5~1.0 cm。③将环切器外圈对合、夹持，用 4~7 号丝线环扎 1 圈，剪除多余包皮，等其自然脱落。④术后保持清洁。详见图 5-13。
• 注意事项：①宜用细线结扎，减少炎症反应。②准确评估切除包皮的量，以免切除过多包皮。

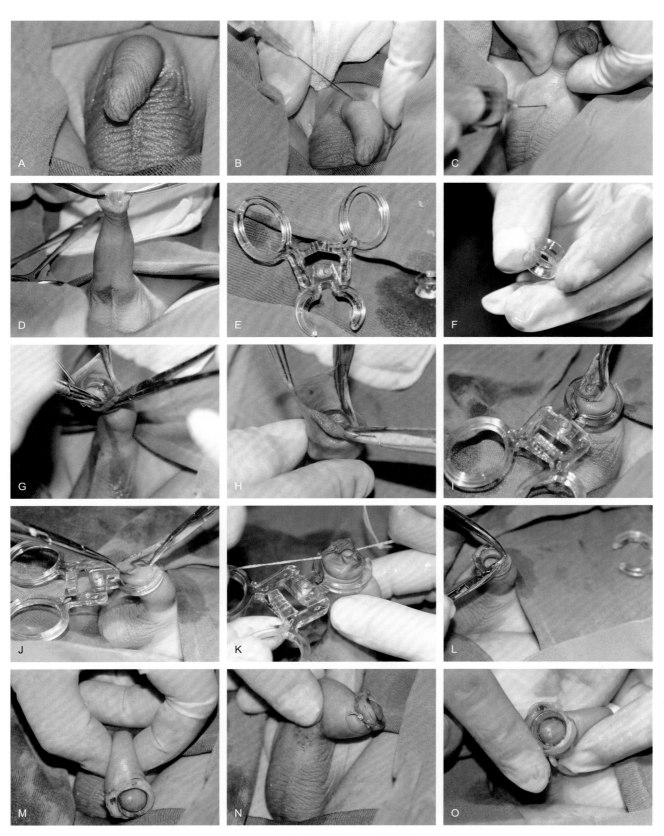

图 5-13　包皮套扎术矫正包皮过长

A. 包皮过长；B、C. 局部阻滞麻醉；D. 提起包皮；E. 包皮环切器；F. 内置套筒；G. 切开包皮，置入套筒；H. 调整位置；I. 夹住套筒；
J. 再次检查位置；K. 细绳结扎；L. 切除包皮；M、N. 术后形态；O. 抹上油膏

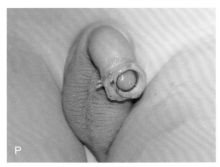

图 5-13（续） 包皮套扎术矫正包皮过长
P. 等待包皮自然脱落

治疗体会

- 本术式操作方便，但术后皮肤缓慢熔断，愈合过程较长，瘢痕明显。
- 本术式采用线材套扎断面压迫性切割，创伤较大，创面愈合较慢，一般需要 2~3 周，不建议采用。

三、并发症

阴茎包皮术后常见的并发症包括：包皮疙瘩、包皮过短，甚至龟头坏死，需要局部整形手术处理。处置措施包括：包皮疙瘩的切除术，包皮过短的延长术，包皮、阴茎坏死的清创术。

1. **包皮疙瘩** 阴茎包皮术后，可能留下局部的包皮堆积或瘢痕疙瘩，需要局部整形手术处理。典型病例及分析详见病例 11 和病例 12。

【病例 11】

- 病史介绍：男性，35 岁。包皮环切术后 1 年，局部形成环状瘢痕，腹侧形成包皮疙瘩、肿块。
- 手术方法：包皮肿块切除术。
- 手术步骤：①局部浸润麻醉。②沿包皮肿块边缘切开，切除肿块。③用 5-0 可吸收线间断缝合。详见图 5-14。

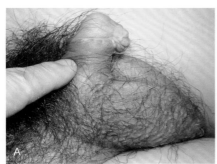
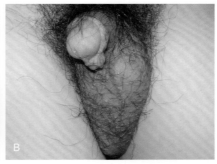
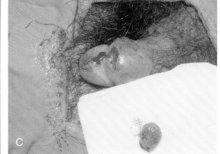

图 5-14 包皮肿块切除术切除包皮疙瘩
A. 局部包块；B. 侧面观察；C. 切除包块

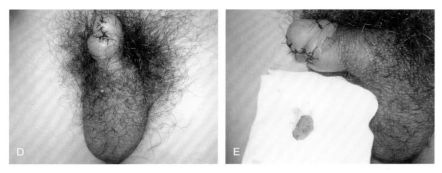

图 5-14（续） 包皮肿块切除术切除包皮疙瘩
D. 曲线缝合；E. 术毕形态

【病例 12】

- 病史介绍：男性，13 岁。包皮环切术后在龟头下方形成较大的包块、疙瘩，包皮下缘有半环状瘢痕。
- 手术方法：包块切除整形术。
- 手术步骤：①局部浸润麻醉。②沿包皮肿块边缘切开，切除肿块。③用 5-0 可吸收线间断缝合。详见图 5-15。

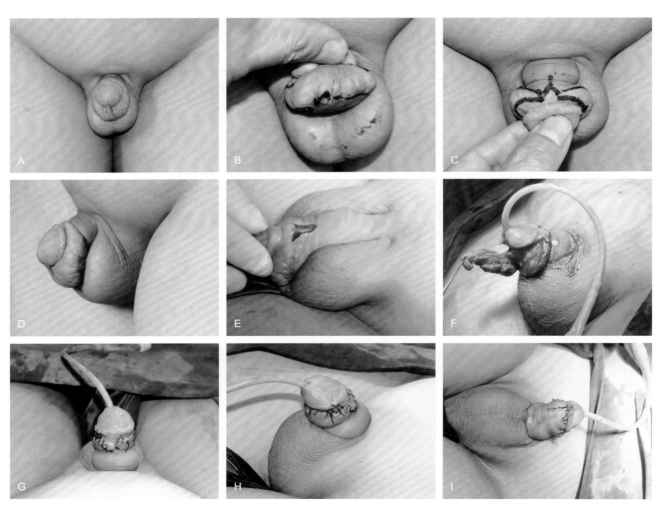

图 5-15 包块切除整形术切除包皮疙瘩
A、B. 环状包块；C. 切口设计；D. 切除范围；E. 切开包皮；F. 切除包皮；G~I. 间断缝合

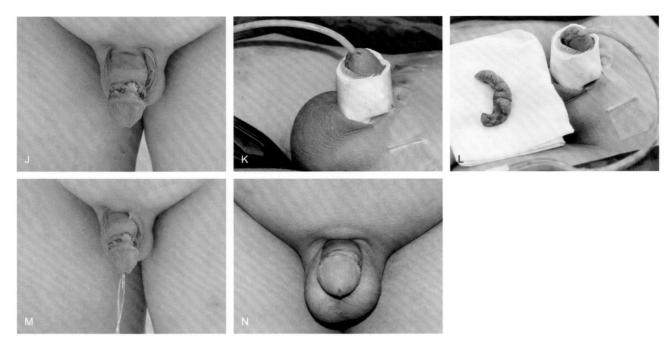

图 5-15（续） 包块切除整形术切除包皮疙瘩

J. 术毕外形；K. 包扎固定；L. 切除的包皮；M. 小便通畅；N. 术后 3 个月

治疗体会

◦ 包块切除整形术以整形外科的基本原理、技巧设计，操作方便，设计灵活、机动，可达到矫正畸形、修残补缺的目的。

◦ 缝合时注意重塑龟头冠状沟形态。

2. 包皮过短·包皮手术时切除过多可造成阴茎包皮过短，会限制阴茎的自由伸缩及长度，可采用局部皮瓣转移、皮瓣改形修复、延长术等修复畸形。典型病例及分析详见病例 13。

【病例 13】

• 病史介绍：男性，33 岁。包皮环切术后造成阴茎短缩畸形。

• 手术方法：阴茎背 Z 字延长术。

• 手术步骤：局部浸润麻醉，切开阴茎背皮肤，分离皮下组织，用 5-0 可吸收线间断缝合（图 5-16）。

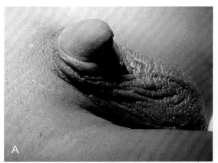
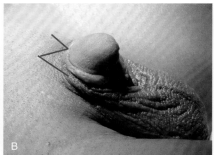
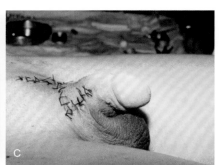
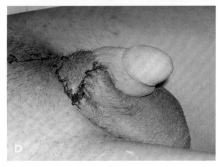

图 5-16　阴茎 Z 字延长术矫正包皮过短
A. 术前形态；B. 设计 Z 字切口；C. 术后形态；D. 术后 1 周

治疗体会

◦ 阴茎 Z 字延长术操作方便，但包皮延长程度有限。
◦ 同时松解阴茎背悬韧带，效果更佳。
◦ 使用局部皮瓣，术后愈合可靠。对延长要求较高者，可选用其他局部皮瓣。

3. 包皮、阴茎坏死·这是阴茎包皮环切术最严重的并发症，常常由环形缩窄、卡压，继而阴茎环掐以远缺血、坏死，详见病例 14。

【病例 14】

• 病史介绍：男性，23 岁。包皮环切术后 2 周，龟头坏死，后去外院做清创处理（图 5-17）。

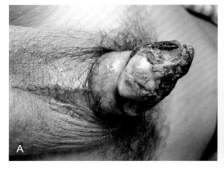
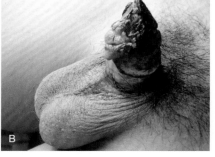

图 5-17　包皮环切术后阴茎、包皮坏死
A. 包皮环切术后 2 周，阴茎坏死；B. 侧面观察

治疗体会

- 本病例包皮、龟头坏死、失活，可能是没有及时观测、发现。当外请专家会诊也没有及时做局部环形缩窄的松解。
- 包皮环切术后应该积极预防局部水肿，环状卡压，绞窄性缺血、坏死。一旦发现应及时解压、引流水肿。

第四节·阴茎畸形

阴茎可能有生理性发育不良、短小、弯曲等畸形，可通过阴茎背韧带松解延长、阴茎侧面的阴茎浅深纤维组织张力的松解和紧缩调整等矫正畸形。

一、阴茎短小畸形

1. **概述** · 成人男性阴茎松弛长度不足 3 cm 为小阴茎，这时不一定会影响站着排尿，但会影响性生活及心理健康（图 5-18）。

2. **手术方法** · 阴茎短小畸形可通过阴茎延长术矫正。本术式通过松解阴茎背侧的纤维，分离阴茎背侧悬韧带，释放隐藏于耻骨弓内的阴茎内段，从而延长阴茎。典型病例及分析详见病例 15 至病例 17。

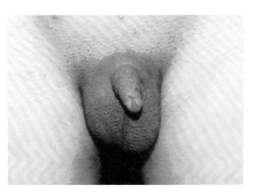

图 5-18　阴茎短小畸形

【病例 15】

- 病史介绍：男性，23 岁，未婚。阴茎发育短小，自然状态下呈儿童形态。
- 手术方法：阴茎背韧带松解延长术。
- 手术步骤：①于阴茎背部设计 M 形切口。②切开皮肤，分离皮下组织。③拉挺阴茎，用食指按压阴茎根部，松解阴茎背部的韧带、纤维组织，从耻骨联合下方释放阴茎。④缝合皮肤。详见图 5-19。
- 注意事项：①分离阴茎背韧带时，及时缝合深部的创面，不留无效腔，避免渗血、积液。②如果出现积液，可用针筒抽吸、局部加压处理。

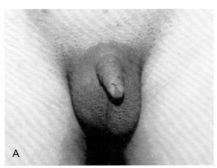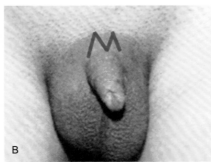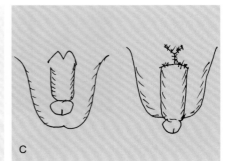

图 5-19　阴茎背韧带松解延长术矫正阴茎短小畸形
A. 小阴茎；B. 术前设计；C. 示意图

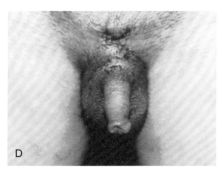

图 5-19（续） 阴茎背韧带松解延长术矫正阴茎短小畸形
D. 术后效果

【病例 16】

- 病史介绍：男性，26 岁。阴茎短小畸形。
- 手术方法与手术步骤同病例 15，详见图 5-20。

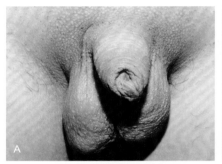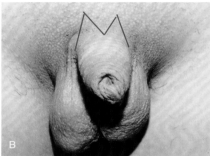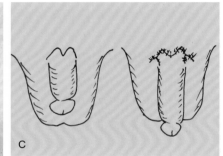

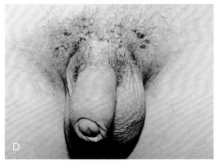

图 5-20 阴茎背韧带松解延长术矫正阴茎短小畸形
A. 阴茎短小；B. 切口设计；C. 手术示意图；D. 术后形态

【病例 17】

- 病史介绍：男性，55 岁。阴茎短小畸形。
- 切口设计稍做变化，手术方法与手术步骤同病例 15，详见图 5-21。

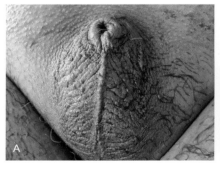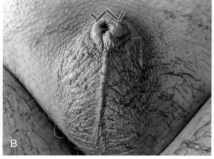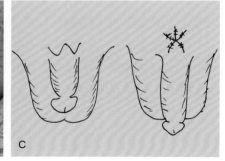

图 5-21 阴茎背韧带松解延长术矫正阴茎短小畸形
A. 术前形态；B. 切口设计；C. 手术示意图

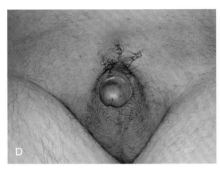
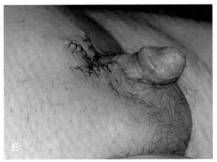

图 5-21（续） 阴茎背韧带松解延长术矫正阴茎短小畸形

D. 术后形态；E. 侧面观察

治疗体会

- 术中用食指推压阴茎背皮肤下的筋膜，钝性分离疏松的筋膜层，能够安全、可靠、确切地释放出隐藏于耻骨弓下缘的阴茎。
- 术后阴茎延长疗效可靠，延长的长度约为原阴茎长度的 1/3。

二、阴茎侧偏畸形

1. **概述**· 当阴茎左右海绵体生长发育不对称，导致阴茎自然或勃起形态呈歪扭畸形。一般不影响患者日常生活，但也会产生心理压力，影响身心健康（图 5-22）。

2. **手术方法**· 阴茎侧偏畸形可通过阴茎侧歪矫正术矫正。本术式通过调整阴茎体不同方向的纤维组织的张力，纠正阴茎不正的畸形。典型病例及分析详见病例 18 和病例 19。

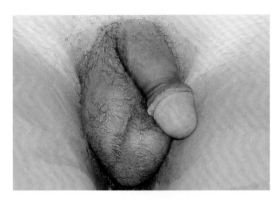

图 5-22 阴茎侧偏畸形

【病例 18】

- 病史介绍：男性，11 岁。阴茎呈儿童形态，向左侧歪曲。
- 手术方法：阴茎侧歪矫正术。
- 手术步骤：①阴茎根部系上牛皮筋，局部肿胀麻醉，使阴茎充盈、肿胀。②于冠状沟切开皮肤一圈，分离阴茎与包皮至阴茎根部。③切断挛缩的束带、纤维，间断缩缝较松弛的一侧，矫正歪曲的阴茎畸形。④缝合皮肤。详见图 5-23。
- 注意事项：①术中仔细用电凝或结扎止血。②分离包皮时紧贴阴茎海绵体白膜，以保证包皮血供。③术中向阴茎体注射生理盐水使其勃起，反复观察、验证阴茎海绵体之间的松解与紧缩的力量与协调性，确认后缝合固定。④若阴茎弯曲、不正复发，再做微调手术。

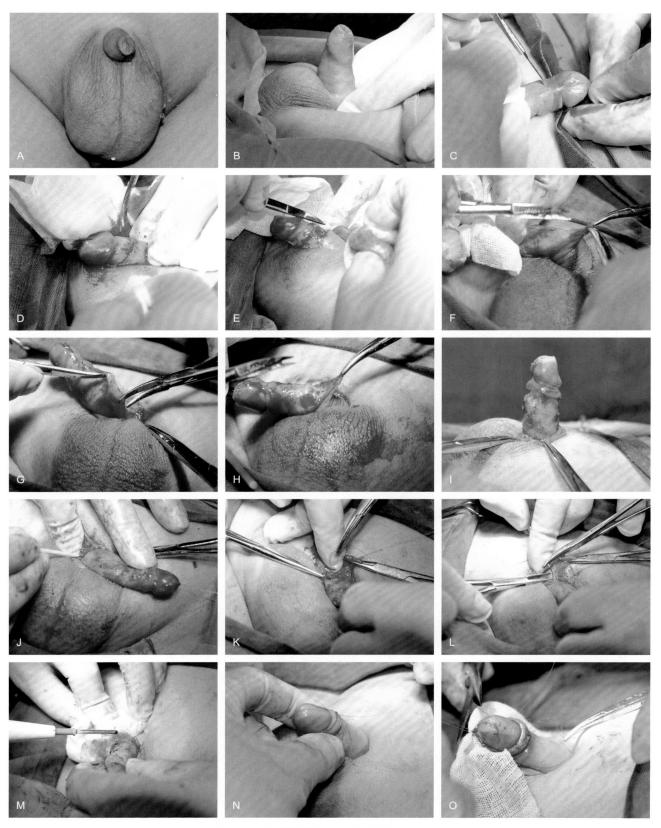

图 5-23 阴茎侧歪矫正术矫正阴茎侧偏畸形

A. 术前阴茎歪扭；B. 观察形态；C. 环状切开；D. 分离包皮；E. 继续剥离；F、G. 松解牵拉纤维；H. 向根部分离；I. 彻底松解；J. 于根部定点；K. 根部固定；L. 间断缝合；M. 电凝止血；N. 复位包皮；O. 缝合切缘

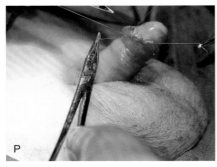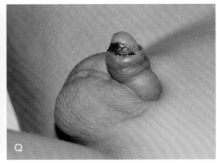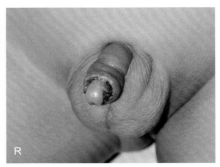

图 5-23（续） 阴茎侧歪矫正术矫正阴茎侧偏畸形
P. 间断缝合；Q. 术后 1 周；R. 愈合拆线

【病例 19】

- 病史介绍：男性，21 岁。阴茎歪曲，左偏畸形。
- 切口设计稍做变化，手术方法与手术步骤同病例 18，详见图 5-24。

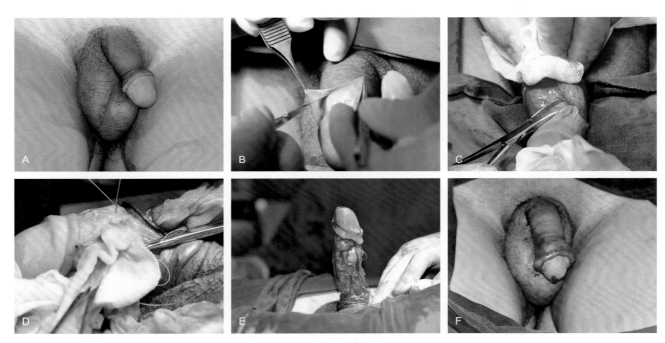

图 5-24 阴茎侧歪矫正术矫正阴茎侧偏畸形
A. 阴茎左偏；B. 环状切开；C. 松解束带；D. 调整张力；E. 缝合固定；F. 术后形态

⎛治疗体会⎞

- 阴茎是一个同时具有静态与动态的器官，手术通过调整静态的阴茎筋膜组织只能获得部分效果，且难以达到阴茎完全正直的状态。
- 儿童期手术效果比成年患者效果好。
- 成年患者手术需同时配合心理疏导。

第五节·**尿道下裂**

一、概述

尿道下裂是一种常见的男性生殖器畸形，形态为阴茎短小、阴茎屈曲，尿道开口于异常的部位。临床根据其开口的位置分成四型：阴茎龟头型、阴茎体型、阴茎阴囊型、阴囊会阴型。外形畸形不仅让患者产生心理压力，同时常伴有阴茎发育不良（图5-25）。

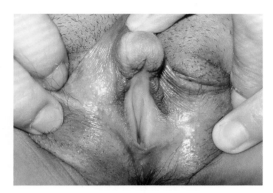

图 5-25　尿道下裂

二、手术方法

对有阴茎屈曲畸形者，首先需要彻底切除、松解阴茎复侧牵拉的纤维束带，完全矫正、伸直阴茎后，再做尿道再造；或者同时松解束带、重建尿道。以分步进行为佳。

矫正尿道下裂常用的手术方法为尿道成形术（皮条埋藏法）和横行包皮内板岛状皮瓣尿道成形术。术后并发症多见尿瘘和尿道不畅，前者需要补漏，后者多数需要重新手术。

1. 尿道成形术（皮条埋藏法）·这是一种利用阴茎原位的皮肤，以围堤、筑渠及深埋的方法修复尿道。Danie Brown 于 1964 年提出并有较为详细的描述。目前多采用改良的手术方法。典型病例及分析详见病例 20 至病例 22。

【病例 20】
- 病史介绍：男性，22 岁，未婚。尿道下裂畸形（阴囊阴茎型）。
- 手术方法：尿道成形术（皮条埋藏法）。
- 手术步骤：①切口设计：于阴茎腹侧纵向设计切口，长度与阴茎等长。②切开皮肤，分离两侧约 12 mm。③包裹导尿管，制作尿道。④缝合创面。详见图 5-26。
- 术后随访：一期愈合，外形、功能良好。
- 注意事项：①当阴茎屈曲时，一期手术可以先做阴茎延长术，二期手术再做尿道成形术。②尿道制作需做多层缝合，避免尿瘘。③本例手术阴茎屈曲矫正与尿道成形同步完成，膀胱没有造瘘，尿瘘风险较大。

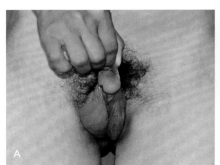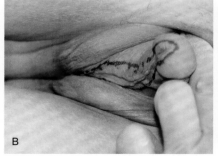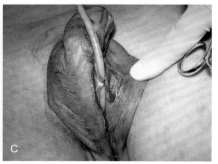

图 5-26　尿道成形术（皮条埋藏法）修复尿道下裂
A. 阴茎屈曲，尿道下裂；B. 切口设计；C. 切开阴茎，制作尿道

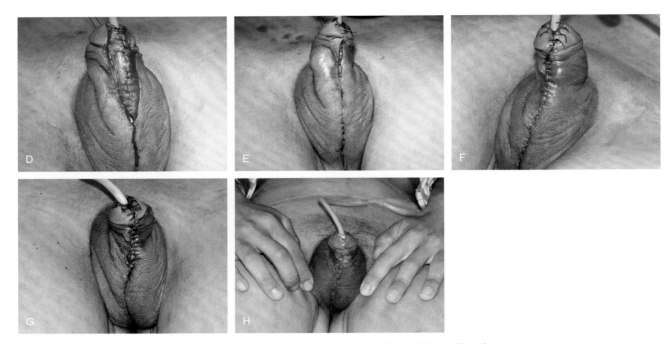

图 5-26（续） 尿道成形术（皮条埋藏法）修复尿道下裂

D. 尿道成形；E. 缝合阴茎体；F. 术毕时形态；G. 留置导尿管；H. 术后 2 周形态

【病例 21】

- 病史介绍：男性，25 岁，未婚。尿道下裂畸形（阴囊阴茎型）。
- 手术方法：尿道成形术（分二期手术）。
- 手术步骤：分期手术（图 5-27 和图 5-28）。
  - 一期手术：①切口设计：于阴囊阴茎腹侧纵向设计切口，长度与裂缘等长。②切开皮肤，分离两侧约 12 mm。③包裹导尿管，制作尿道。④松解阴茎屈曲牵拉的束带，下移尿道口，近龟头处直接缝合创面，矫直、延长阴茎。⑤将尿道下裂由阴囊阴茎型转为阴茎型，待后期处理。
  - 二期手术（间隔 1 年）：①于阴茎体纵向设计切口。②切开皮肤，分离两侧约 12 mm。③用 5-0 可吸收线分层缝合尿道，包埋、制作尿道，利用局部皮瓣转移、修复创面。
- 术后随访：一期和二期手术均较为成功，外形恢复良好，尿路通畅。
- 注意事项：①当阴茎屈曲时，可先做阴茎延长术，尽量矫正阴茎屈曲畸形，二期再做尿道成形术。

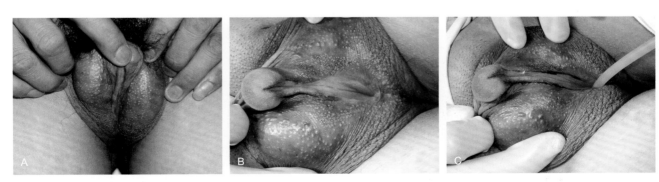

图 5-27 皮条埋藏法阴囊段修复术修复尿道下裂（一期手术）

A、B. 尿道下裂，龟头屈曲畸形，龟头裂至会阴；C. 切口设计

②尿道制作需做多层缝合，避免尿瘘。③皮条包埋制作时，将皮条底部纵向切开稍许，可以扩大皮条的宽度。

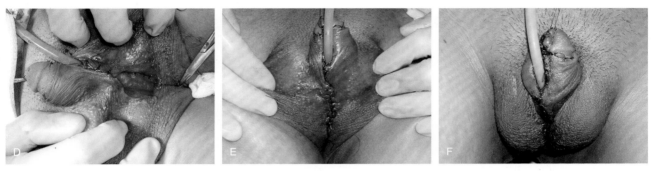

图 5-27（续） 皮条埋藏法阴囊段修复术修复尿道下裂（一期手术）
D. 松解尿道，矫正阴茎屈曲；E. 制作尿道；F. 术后 3 天形态

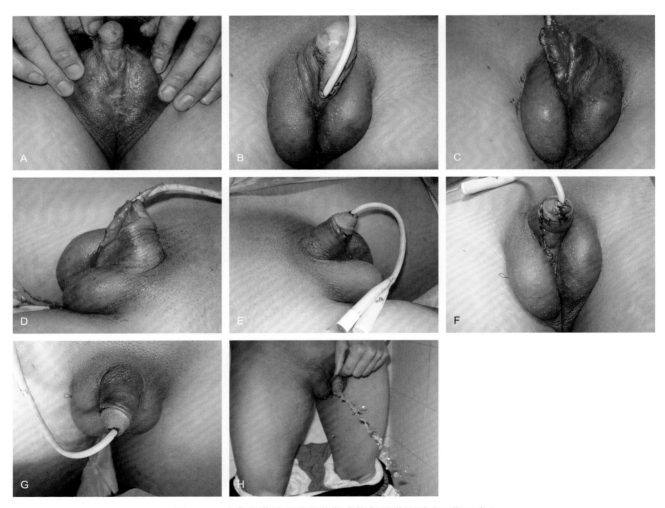

图 5-28 皮条埋藏法阴茎段修复术修复尿道下裂（二期手术）
A. 一期手术后 1 年；B. 切口设计；C. 制作尿道；D. 双层缝合；E~G. 术毕时外形；H. 术后 3 周，形态良好，排尿通畅

【病例 22】

- 病史介绍：男性，27 岁。尿道下裂。
- 手术方法：阴茎阴囊型尿道下裂修复术。
- 手术步骤同"病例 21"（图 5-29）。
- 术后随访：愈合良好。

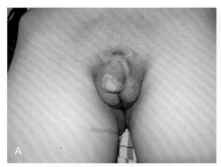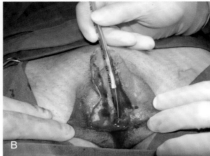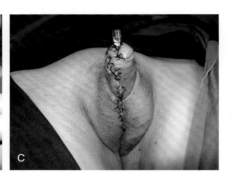
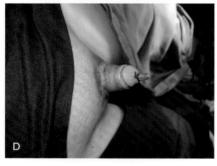

图 5-29　阴茎阴囊型尿道下裂修复术修复尿道下裂
A. 尿道下裂；B. 尿道制作；C. 修复创面；D. 术毕时外形

治疗体会

◦ 制作皮条时尽量向深层分离，这样包埋、制作尿道更为有利。

◦ 阴茎屈曲畸形明显者以分期手术为佳，分步骤地改善局部的组织利用条件。

◦ 预防尿瘘的措施包括：①深埋尿道。②皮下减张缝合（可吸收线）。

2. 横行包皮内板岛状皮瓣尿道成形术（Duckett 手术）·本术式由 Duckett 于 1980 年报道，为利用富裕包皮的组织，带血管束的包皮岛状皮瓣移植、重建尿道方法。该手术是治疗尿道下裂手术的一大进步，疗效较好。典型病例及分析详见病例 23 至病例 28。

【病例 23】

- 病史介绍：男童，3 岁。尿道下裂畸形（阴茎型），尿道开口于阴茎根部。
- 手术方法：横行包皮内板岛状皮瓣尿道成形术。
- 手术步骤：详见图 5-30。
  - 切口设计：缝线贯穿、牵引龟头。距冠状沟 0.5 cm 做环行切口，在腹侧绕过尿道外口近缘做 U 形切口，深达白膜。

- 延长、提升阴茎：紧贴阴茎白膜向阴茎根部做脱套样分离，达到提升阴茎，矫正屈曲。
- 岛状包皮黏膜瓣设计：以阴茎根部腹侧为旋转蒂点，以蒂点至新建尿道中点的长度为筋膜蒂的轴线。黏膜瓣的面，长为新建尿道的长度，宽度为 1.2～1.5 cm。
- 尿道制作：①分离包皮内板、血管蒂，沿设计线切开皮肤，在内板和背侧皮肤之间分离达阴茎根部，使瓣膜与血管及结缔组织蒂相连。②包皮内板包绕 F12～F14 多孔硅胶管，用 6-0 可吸收线间断缝合形成皮管。③于血管束蒂部纵向分离一裂隙，阴茎穿过或将带蒂皮瓣绕过阴茎一侧，转移黏膜瓣至阴茎腹侧，埋藏入阴茎海绵体。④将尿道的一头经隧道转至阴茎龟头，另一头吻接尿道。
- 修复阴茎创面：在阴茎背侧做一纵行切口，包绕阴茎及成形尿道，而后缝合。用网眼纱布包扎阴茎。
- 不做耻骨上膀胱穿刺造口，术毕。
- 术后随访：一期愈合，形态完美，功能恢复良好。
- 注意事项：①阴茎包皮内板为黏膜组织，是制作尿道的良好局部材料。②黏膜瓣宜埋置于阴茎体深层，这样黏膜容易成活。③将阴茎背侧多余的皮肤从中间切开，向下包绕阴茎创面。④为预防感染宜膀胱造瘘或暂不缝接尿道，先予以留瘘口，二期手术再做吻合。⑤术毕时阴茎包扎不宜太紧，术后及时观察龟头血运。

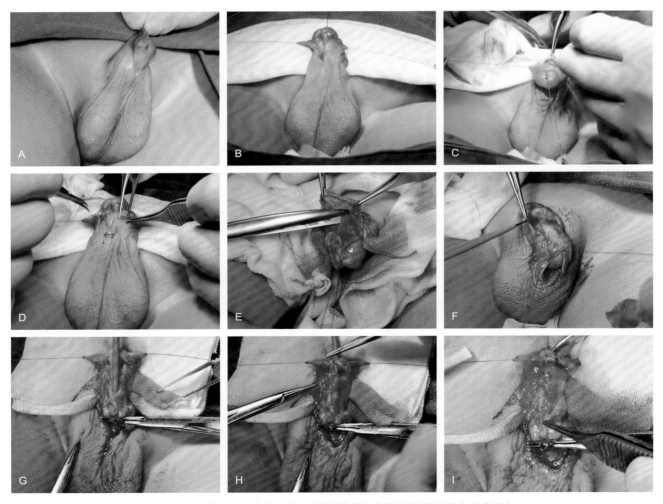

图 5-30 横行包皮内板岛状皮瓣尿道成形术修复尿道下裂（阴茎型）
A. 尿道下裂；B. 缝针牵引；C. 冠状切口；D. 切开包皮腹侧；E、F. 分离阴茎背侧至阴茎根部；G. 制作尿道；H. 间断缝合；I. 双层缝合
（本组病例由广西中医药大学附属国际壮医医院杨体泉教授提供）

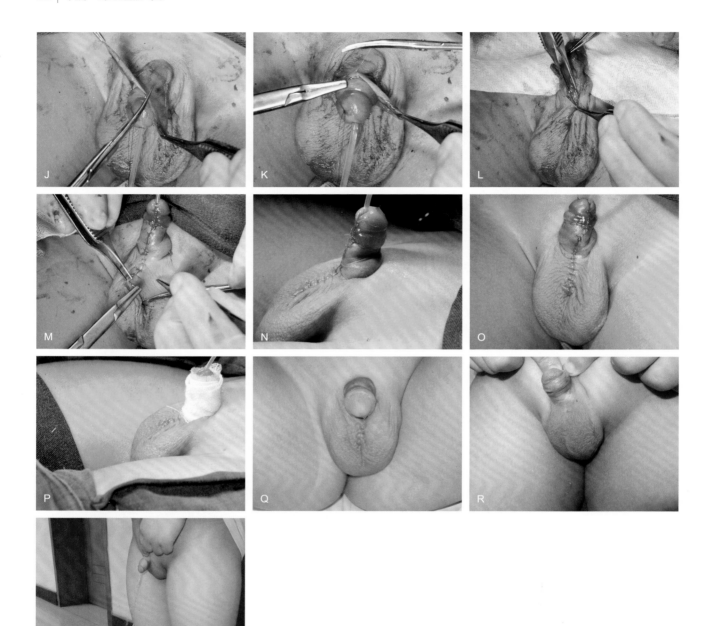

图 5-30（续） 横行包皮内板岛状皮瓣尿道成形术修复尿道下裂（阴茎型）
J. 切开背侧包皮；K. 转移皮瓣；L. 修复阴茎腹侧创面；M. 缝合创面；N、O. 形态完美；
P. 纱布包扎；Q、R. 术后 2 周，愈合良好；S. 术后排尿

【病例 24】

- 病史介绍：男性，5 岁。尿道下裂（阴茎型），尿道开口于阴茎根部。
- 手术方法：横行包皮内板岛状皮瓣尿道成形术（Duckett 法）。
- 手术步骤：同病例 23，详见图 5-31。
- 术后随访：一期愈合，外形良好。
- 注意事项：岛状皮瓣可以旋转或于蒂部开孔洞穿转移至阴茎腹侧。

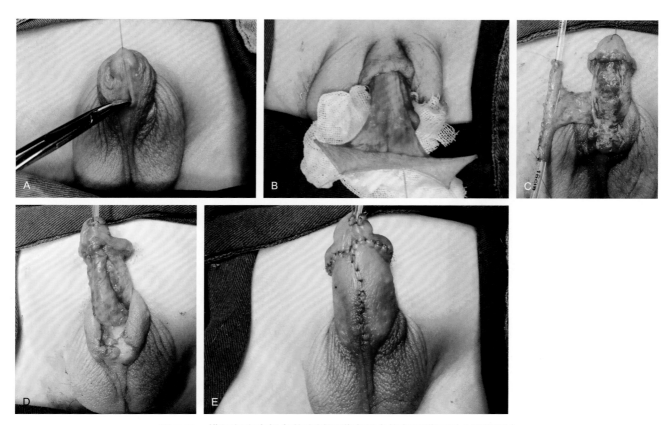

图 5-31 横行包皮内板岛状皮瓣尿道成形术修复尿道下裂（阴茎型）

A. 尿道下裂（阴茎型）；B. 切取包皮岛状皮瓣（4 cm×1.2 cm）；C. 包皮卷成尿道；D. 置入阴茎海绵体；E. 包皮覆盖，缝合固定

（本组病例由广西中医药大学附属国际壮医医院杨体泉教授提供）

【病例 25】

- 病史介绍：男婴，1 岁 6 个月。尿道下裂（阴茎型），尿道开口于阴茎根部。
- 手术方法：横行包皮内板岛状皮瓣尿道成形术（Duckett 法）。
- 手术步骤：同病例 23，详见图 5-32。
- 术后随访：一期愈合，恢复顺利。
- 注意事项：①尽量切取包皮全部内板和保留筋膜血管束，以确保制作尿道够用，蒂部血供良好。

②岛状皮瓣可以旋转或于蒂部开孔洞穿转移至阴茎腹侧。

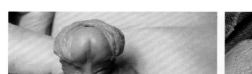
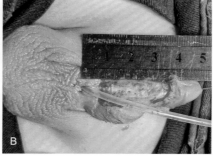
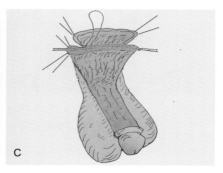

图 5-32 横行包皮内板岛状皮瓣尿道成形术修复尿道下裂（阴茎型）

A. 尿道下裂（阴茎型）；B. 松解、提升阴茎；C. 黏膜瓣制作示意图

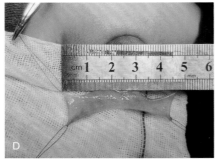
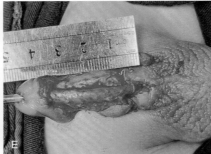
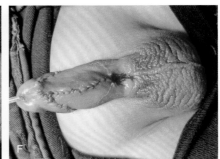
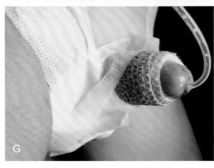

图 5-32（续） 横行包皮内板岛状皮瓣尿道成形术修复尿道下裂（阴茎型）
D. 黏膜瓣切取；E. 转移瓣膜，制作尿道；F. 尿道成形，阴茎创面修复，留尿口；G. 阴茎包扎、固定

（本组病例由广西中医药大学附属国际壮医医院杨体泉教授提供）

【病例 26】

· 病史介绍：男童，3 岁。尿道下裂（阴茎型），尿道阴囊段见前、后尿道口。

· 手术方法：一期手术：阴茎段尿道成形术；二期手术：阴囊段尿道成形术。

· 手术步骤：①一期 Duckeet 手术再造阴茎段尿道 4 cm（方法同前），术后尿道愈合良好。②术后半年行二期手术，做 2 条平行于阴囊段尿道口之间的连线为切口线切开皮肤，分离皮下，将原位皮肤圈管做阴囊段尿道。拉拢外层，缝合皮肤。详见图 5-33。

· 术后随访：一期、二期手术后外形良好，术后无明显并发症。

· 注意事项：岛状皮瓣可以旋转或于蒂部开孔，洞穿转移至阴茎腹侧。

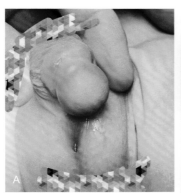
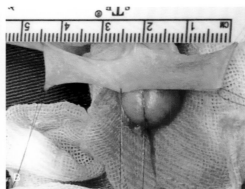
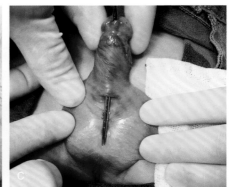

图 5-33 尿道成形术（阴茎段和阴囊段）修复尿道下裂
A. 尿道下裂（阴囊型）；B. 一期手术，Duckeet 手术再造阴茎段尿道；C. 一期 4 cm 的尿道愈合良好

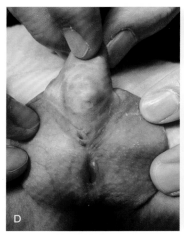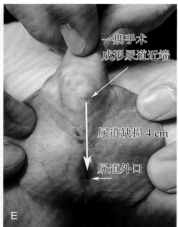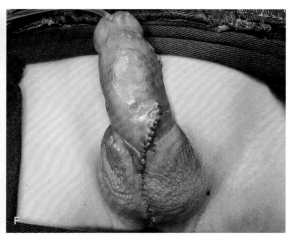

图 5-33（续） 尿道成形术（阴茎段和阴囊段）修复尿道下裂

D. 术后半年，二期手术前，行再造阴囊段尿道；E. 术前设计；F. 二期手术，将原位皮肤圈管做阴囊段尿道，缝合皮肤

（本组病例由广西中医药大学附属国际壮医医院杨体泉教授提供）

【病例 27】

- 病史介绍：男婴，2 岁。尿道下裂（冠状沟型），阴茎屈曲畸形。
- 手术方法：横行包皮内板岛状皮瓣尿道成形术。
- 手术步骤：同病例 26，详见图 5-34。
- 术后随访：愈合顺利。

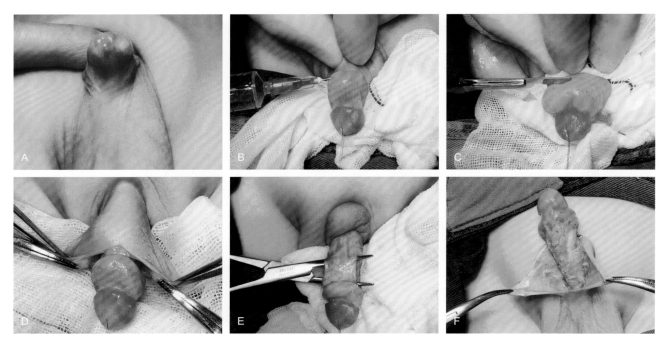

图 5-34 横行包皮内板岛状皮瓣尿道成形术修复尿道下裂

A. 尿道下裂，阴茎屈曲畸形（冠状沟型）；B. 局部浸润麻醉；C. 环状切开包皮；D. 剪开背侧包皮；E. 分离、松解背侧筋膜；F. 脱套剥离包皮至根部

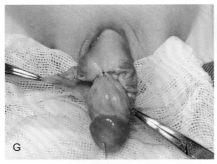
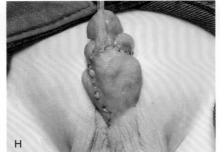
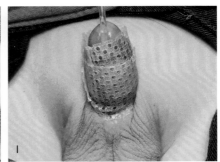
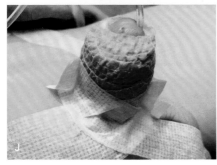

图 5-34（续） 横行包皮内板岛状皮瓣尿道成形术修复尿道下裂
G.定点缝合；H.皮瓣转移，修复创面；I.油砂包裹；J.包扎固定
（本组病例由广西中医药大学附属国际壮医医院杨体泉教授提供）

【病例 28】

· 病史介绍：男童，5 岁 2 个月。尿道下裂前端尿道修复术后 6 个月。

· 手术方法：二期近端尿道成形术。

· 手术步骤：同病例 26，详见图 5-35。

· 术后随访：一期愈合，功能良好。

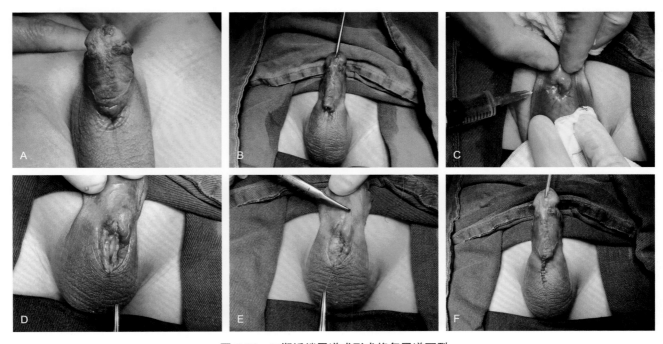

图 5-35 二期近端尿道成形术修复尿道下裂
A.尿道前段修复术后；B.前段尿道显示；C.局部浸润麻醉；D.切开设计线；E.内翻缝合；F.缝合皮肤，术毕
（本组病例由广西中医药大学附属国际壮医医院杨体泉教授提供）

治疗体会

- 阴茎包皮内板为黏膜组织，是制作尿道的良好局部材料。
- 分期、分段手术，有助于避免尿道狭窄及憩室的形成。
- 利用包皮内板制作包皮岛状皮瓣，设计合理，符合取多补少、邻近修复的原则，血供丰富、抗感染强、外形优良，是首选的术式。

三、并发症

修复尿道下裂手术的常见并发症是尿瘘，多见于阴茎体或阴茎与阴囊的交接处，在确认无尿道狭窄、梗阻的前提下，可用各种局部皮瓣行尿瘘修复术修复尿瘘。典型病例及分析详见病例 29 至病例 31。

【病例 29】

- 病史介绍：男性，17 岁。尿道下裂术后 1 年发生尿瘘。
- 手术方法：尿瘘修复术。
- 手术步骤：详见图 5-36。
- 术后随访：一期愈合。
- 注意事项：本例尿瘘周围组织量多且较厚，术中应做皮下减张缝合，有利皮肤无张力愈合。

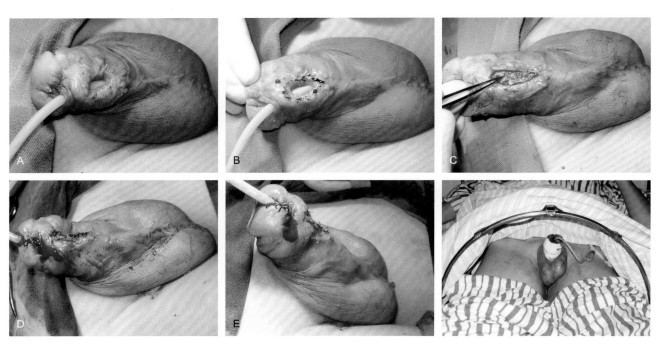

图 5-36　尿瘘修复术
A. 尿瘘；B. 切口设计；C. 修复尿瘘；D. 龟头开口；E. 术毕时外形；F. 术后敷料包扎

【病例 30】

· 病史介绍：男性，13 岁。尿道下裂术后 7 个月阴囊处尿瘘。

· 手术方法：局部皮瓣修复术。

· 手术步骤：详见图 5-37。

· 术后随访：愈合良好。

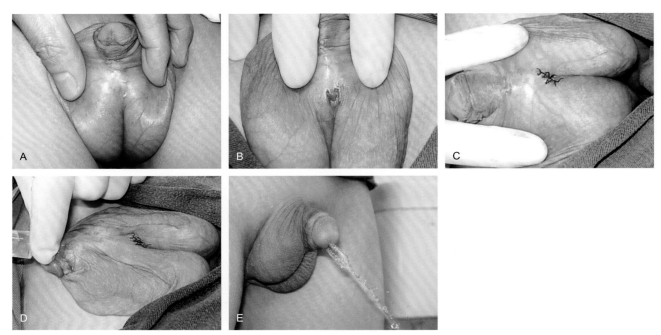

图 5-37　局部皮瓣修复术修复尿瘘
A. 尿道术后，阴囊处点瘘；B. 环切 1 圈；C. 内翻缝合后，缝合创面；D. 注水测试，不漏；E. 术后 1 周，尿畅

【病例 31】

· 病史介绍：男性，16 岁。尿道下裂术后，尿道前段裂开。

· 手术方法：原位皮肤卷管尿道成形术。

· 手术步骤：①切口设计：于阴茎腹侧，沿尿道平行切口，以尿道口近端为皮瓣蒂点（虚线）。②切开皮肤，分离皮下，以划线为皮瓣的根部，分离后把近端的皮瓣向前翻转，龟头也同时劈开，左右两侧缝合形成尿道。③深埋尿道，拉拢、缝合皮肤，术毕。详见图 5-38。

· 术后随访：一期愈合。

· 注意事项：翻转前瓣。

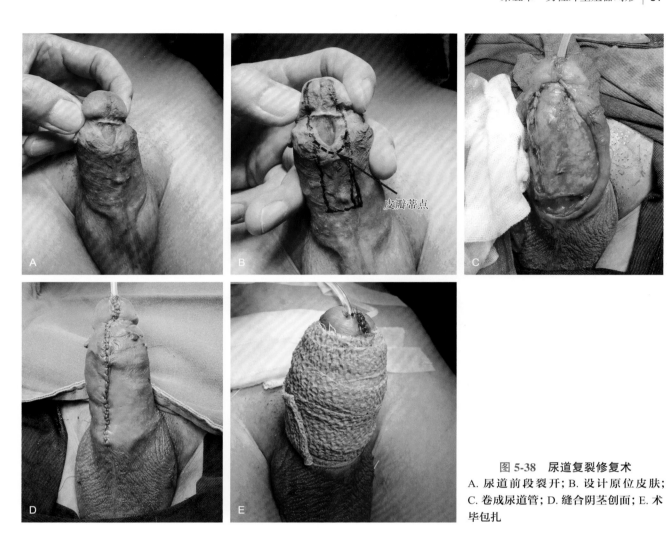

图 5-38　尿道复裂修复术
A. 尿道前段裂开；B. 设计原位皮肤；C. 卷成尿道管；D. 缝合阴茎创面；E. 术毕包扎

治疗体会

- 手术时尿道深埋不足使得尿道的血供欠佳，从而容易破口、致瘘，所以修复尽量深埋尿道。
- 对于点状尿瘘，宜用较厚的组织瓣转移、覆盖来修复，这样不易复瘘。
- 术前应确认无尿道梗阻，不然易复瘘。
- 同时应用膀胱造瘘，有助预防复瘘。
- 当瘘口较小，首先选用局部皮瓣修复。
- 如果尿道前段皮肤材料足够，可以直接切除覆盖尿道的皮肤缝合前段半裸的皮肤成形尿道。
- 如果可用的组织量不足，可采用邻近皮瓣转移修复的方法。

第六节 · 阴茎断裂、包皮撕脱

一、概述

阴茎因各种机械性创伤、生理性或病理性手术治疗，导致阴茎或包皮断裂、缺损及创面的撕裂、撕脱，需要修复、再植、再造，可应用显微外科技术再植和各种皮瓣修复（图 5-39）。

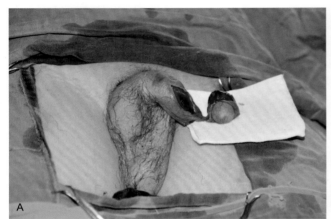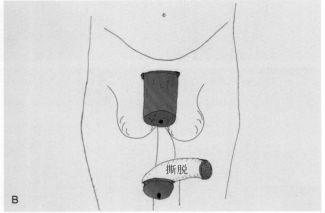

图 5-39 阴茎断裂、包皮撕脱
A. 阴茎断裂；B. 包皮撕脱、龟头断裂

二、手术方法

1. 阴茎再植术 · 阴茎再植手术原则：阴茎血运的建立、动静脉血流的复通；阴茎、尿道海绵体解剖复位、缝合；尿路修复、复通。典型病例及分析详见病例 32。

【病例 32】
· 病史介绍：男性，36 岁，已婚。阴茎剪断 5 小时，阴茎完全离断，仅仅连带一束细条皮肤，残端不出血。
· 手术方法：阴茎再植术。
· 手术步骤：①插入 12F 导尿管，于阴茎断端两侧分别找到阴茎背动静脉和神经及阴茎海绵体（深动脉、神经）。②用 3-0 丝线端 - 端吻合尿道。③用 3-0 丝线缝合阴茎海绵体。④分别用 9-0 显微缝线吻合阴茎背动脉 2 根、阴茎背静脉 5 根和阴茎背神经 2 根。⑤分别用 10-0 显微缝线吻合阴茎深动脉 2 根、神经 2 根。⑥创面间断缝合，不留无效腔。⑦留置皮片引流条 1 条。详见图 5-40。
· 术后随访：阴茎一期愈合、成活，恢复顺利，用金属圆柱棒扩张 3 个月以上，以防尿道口挛缩。
· 注意事项：①术中建立血液循环后容易发生渗血或出血，应及时有效止血。②按照显微外科抗痉、抗凝、抗菌的"三抗"原则处理，预防血管危象。③术后康复 3 个月内，坚持用金属筷子做尿道扩张，以防尿道挛缩。

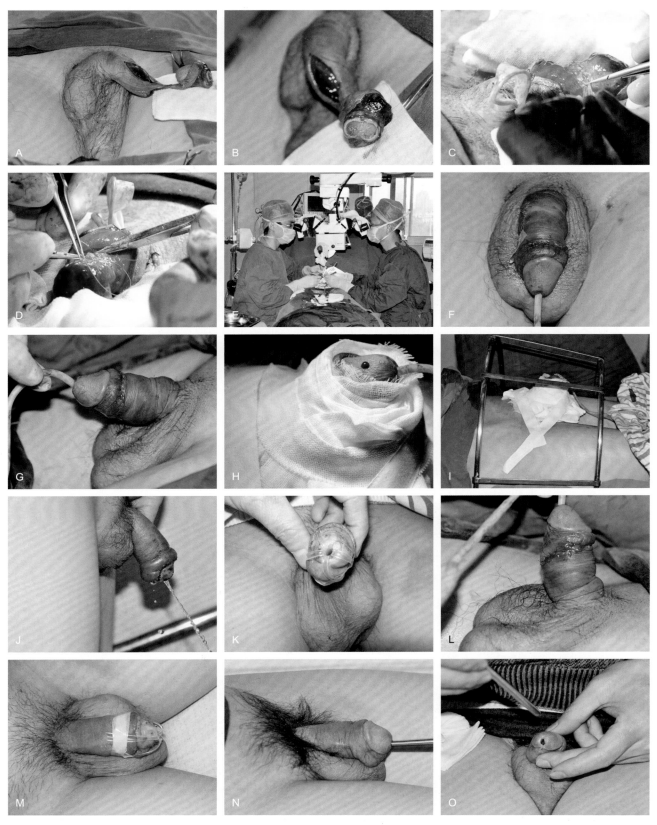

图 5-40　阴茎再植术修复阴茎断裂

A. 阴茎剪断 5 小时；B. 阴茎远 1/3 段离断；C. 吻合尿道；D. 修复尿道；E. 吻合阴茎背动脉 2 根；F. 阴茎背静脉 5 根，阴茎背神经 2 根；G. 血液循环建立；H. 侧面观察；I. 龟头针刺出血；J. 术后防护罩；K. 术后排尿；L. 术后留置导尿管；M. 胶纸固定；N. 术后尿道扩张，每天 1 次；O. 金属筷子扩张

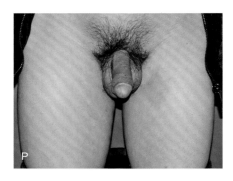

图 5-40（续） 阴茎再植术修复阴茎断裂
P. 术后 2 个月外形

治疗体会

○ 该手术包括 3 个主要步骤：①重建阴茎海绵体。②重建尿道。③重建血管和神经。

○ 该手术需要整形外科、泌尿外科、显微外科 3 个学科的手技术的完美结合。

2. **阴茎修复术** 阴茎损伤后组织保持血供和血液循环，但存在阴茎或尿道海绵体的破裂、尿路部分或完全断裂，必须进行修复，恢复阴茎的性生理和排尿功能。典型病例及分析详见病例 33。

【病例 33】

· 病史介绍：男性，42 岁，已婚。阴茎剪刀切割伤，阴茎不全断裂，包皮于根部撕裂，尿道断裂，阴茎体血液循环良好。

· 手术方法：阴茎修复术。

· 手术步骤：①插入导尿管，检查尿道损伤、断裂的情况，用 5-0 可吸收线修补尿道。②仔细检查阴茎缺血状态，寻找阴茎断裂的血管、神经，显微外科吻合血管、神经。③留置导尿 1~2 周，酌情拔管。详见图 5-41。

· 术后随访：手术顺利，术后形态、功能良好。

· 注意事项：①须坚持扩张尿道康复治疗。②根据恢复情况，术后半年行阴茎体矫正术。

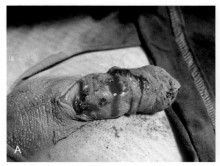 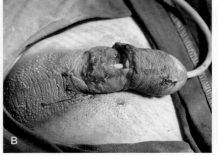 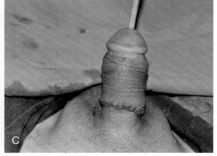

图 5-41 阴茎修复术修复阴茎断裂
A. 阴茎剪伤；B. 尿道断裂；C. 吻合尿道

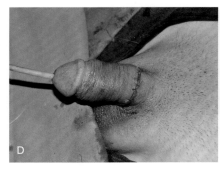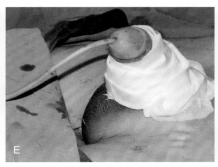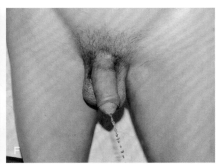

图 5-41（续） 阴茎修复术修复阴茎断裂
D. 缝合皮肤；E. 术后包扎；F. 术后 10 天形态

治疗体会

○ 若患者阴茎血供存在，手术无血管吻合的需要，宜着重考虑尿道的重建、海绵体的修复，以及术后尿瘘、尿道堵塞等问题。

○ 以整形外科的技术，修复阴茎海绵体、尿道。

3. **腹股沟皮瓣修复阴茎包皮术** · 阴茎若发生包皮撕脱，需用皮片或皮瓣修复和包裹阴茎。前者容易取材，但是因为阴茎海绵体的可缩性很强，难以打包固定；后者皮瓣修复确切，但皮瓣较为臃肿，外形需多次修复。典型病例及分析详见病例 34。

【病例 34】
• 病史介绍：男性，34 岁，已婚。阴茎包皮被机器撕脱，龟头、阴茎包皮缺损（术前照片缺）。
• 手术方法：腹股沟皮瓣修复阴茎包皮术。
• 手术步骤：①插入导尿管，由于阴茎龟头断裂、出血难止，在阴茎体断面做荷包缝合，止血确切。②根据阴茎粗细于腹股沟设计皮瓣。③切取皮瓣，旋转覆盖阴茎体表面，留置导尿管。④ 1~2 周时酌情拔管。详见图 5-42。
• 术后随访：皮瓣成活，尿路通畅，勃起功能良好，术后 3 年再生次子。
• 注意事项：①术中仔细止血。②术后尿道口扩张。③皮瓣臃肿可以多次削薄、整形。

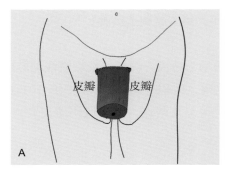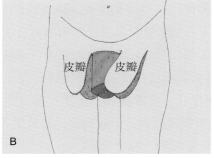

图 5-42 腹股沟皮瓣修复阴茎包皮术修复包皮撕脱
A. 阴茎远端及包皮撕脱（示意图）；B. 皮瓣设计

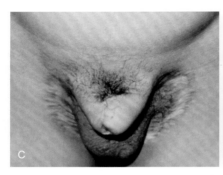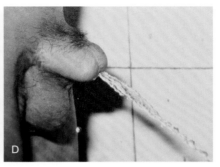

图 5-42（续） 腹股沟皮瓣修复阴茎包皮术修复包皮撕脱
C. 术后半年；D. 小便通畅

治疗体会

- 阴茎断面难以止血时可用荷包缝合，效果良好。
- 本术式的优点是具有感觉功能；缺点是皮瓣臃肿，需再次修薄。

第七节·阴茎缺损

一、概述

阴茎常因先天发育不良、外伤或肿瘤手术造成缺损、畸形，常用前臂游离皮瓣或腹部岛状皮瓣再造阴茎（图 5-43）。

二、手术方法

1. **髂腹股沟皮瓣再造阴茎术**·本手术为用带血管蒂的邻近阴茎的岛状皮瓣（骨瓣）再造阴茎。典型病例及分析详见病例 35。

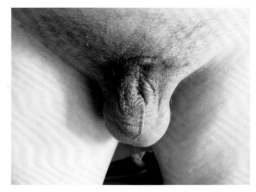

图 5-43 阴茎缺损

【病例 35】

- 病史介绍：男性，32 岁。阴茎炎症坏死缺损 5 年，留置膀胱造瘘管。
- 手术方法：下腹壁带髂骨岛状皮瓣阴茎再造术。
- 手术步骤：①切口设计：以腹股沟韧带下动脉搏动为蒂点，腹壁浅及旋髂浅动脉的走行为轴线，蒂点至阴茎的距离为血管蒂的长度。在轴线两旁设计皮瓣，面积（10~12）cm × （9~10）cm。用阴囊中膈瓣制作尿道。②切开皮肤，切取皮瓣，分离皮瓣、血管蒂部及蒂点。③切取阴囊皮瓣，制作尿道，备用。④将腹部皮瓣带髂骨包裹尿道，形成阴茎。详见图 5-44。
- 术后随访：恢复顺利、愈合良好。
- 注意事项：①术中分离血管时应循序渐进，及时检查皮瓣血供。②术后尿道需要扩张。③术中分离仔细，止血确切。④注意并发症：尿道、皮瓣失活；局部血肿；尿道缩窄。

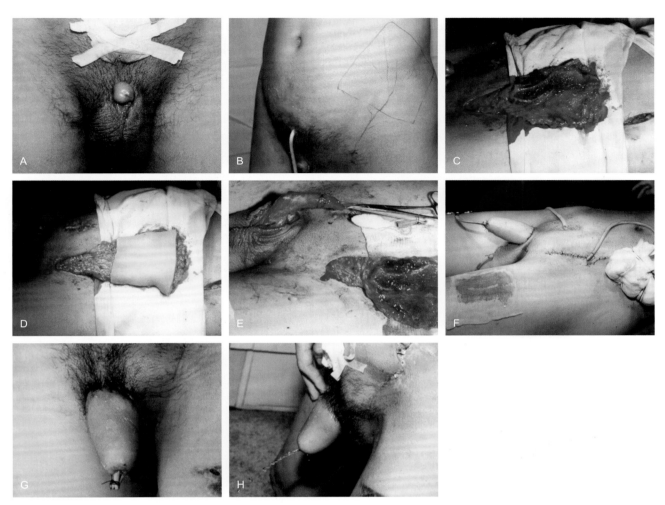

图 5-44　下腹壁带髂骨岛状皮瓣阴茎再造术修复阴茎缺损

A. 阴茎缺损，有炎症；B. 手术设计；C. 切取骨皮瓣；D. 分离皮瓣；E. 阴囊瓣尿道成形；F. 皮瓣包裹；G. 术后 1 周；H. 术后排尿

治疗体会

○ 切取岛状皮瓣时，宜保留足够多的血管及筋膜蒂，以保证充分的血供。

○ 术前做好评估，积极预防原发病灶的恶性变可能。

2. 游离前臂皮瓣阴茎再造术·本手术为利用远于前臂的轴形皮瓣，通过吻合血管、神经游离移植，重建、再造阴茎。该术式术后外形、功能较好，但难度较大，风险较高，必须掌握熟练的显微外科的知识和技术。典型病例及分析详见病例 36。

【病例 36】

· 病史介绍：男性，23 岁。阴茎外伤性缺损。

· 手术方法：游离前臂皮瓣阴茎再造术。

· 手术步骤：①切口设计：以桡动脉为血管轴，前臂从腕横纹向后设计皮瓣，包括桡动脉、桡静脉、头静脉，两侧皮瓣之间切除 1 cm 的表皮。尺侧皮瓣宽 2.5 cm、长 13 cm，力争保留一条贵要静脉；桡侧皮瓣宽 10 cm、长 13 cm。②切开皮肤，解剖动静脉，分离尺侧皮瓣向内翻转，形成尿道。桡侧皮瓣包裹尿道形成阴茎及阴茎支撑物（如肋软骨）。③切断血管蒂移植于阴茎根部，缝合尿道口与尺侧皮瓣的尿道。④将受区股动静脉分支与桡动脉、头动脉、贵要及伴行静脉吻合。详见图 5-45。

- 术后随访：一期愈合，形态逼真，效果良好。
- 注意事项：①皮瓣设计从尺动脉到桡动脉，转向背侧皮肤，将桡动脉包含在皮瓣之中。②遇支撑物失活、排异，可以更换支撑物。③术后尿道吻合口狭窄，可通过切开局部、切除瘢痕、开大吻合口、转瓣修复等方法处理。

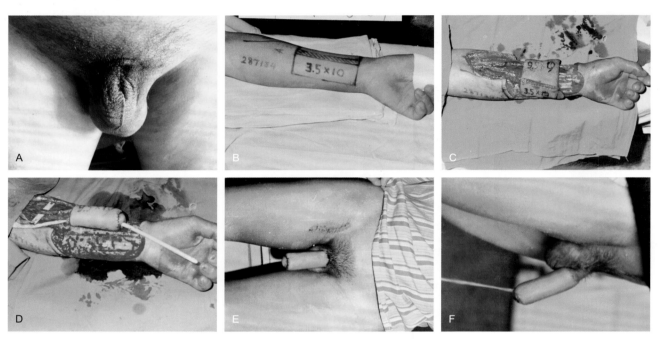

图 5-45　游离前臂皮瓣阴茎再造术修复阴茎缺损
A. 阴茎缺损；B. 皮瓣设计；C. 皮瓣切取；D. 尿道及阴茎制备；E. 术后 1 周；F. 皮瓣成活，排尿通畅

治疗体会

- 术前充分考虑前臂的长度、宽度是否足够。
- 切取皮瓣时皮瓣勿与血管束分离。
- 阴茎的支撑物以自体的肋软骨为首选。
- 本术式需要掌握熟练的显微外科技术，为确保手术成功，整个手术过程需要经验丰富的术者来操作。

第八节·阴囊创面缺损

　　阴囊因外伤、感染等造成缺损，需要修复。常用的整形手术修复方法有植皮、局部皮瓣或岛状皮瓣，前者术中皮片不易固定，后者较为实用、皮肤不易回缩。下面介绍皮肤扩张后皮肤蒂瓣修复阴囊。

　　扩张后邻近皮瓣阴囊修复术为预购皮瓣的方法，先对邻近的皮肤进行扩张，然后作为筋膜蒂皮瓣转移、修复阴囊的创面。典型病例及分析详见病例 37。

【病例 37】

- 病史介绍：男性，38 岁。阴囊外伤感染后，创面缺损 1 个月。阴囊缺损，创面溃疡。
- 手术方法：扩张后邻近皮瓣阴囊修复术。
- 手术步骤：①切口设计：于腹股沟设计皮瓣（7 cm×4 cm），其下方 2 cm 为旋转点。②皮肤扩张，用 50 cm 扩张器埋入皮下，扩张 3 周。③ 3 周后取出扩张器，切取皮瓣，转移修复阴囊创面。详见图 5-46。
- 术后随访：恢复顺利，愈合良好。
- 注意事项：①皮瓣设计蒂部宜宽，比例不小于 1:1.5，角度以 60° 为佳。②皮瓣回缩，可以局部松解和皮瓣转移修复。

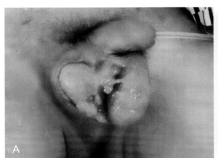
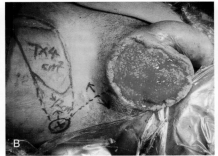
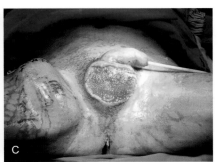
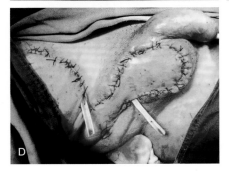

图 5-46　扩张后邻近皮瓣阴囊修复术修复阴囊创面缺损
A. 阴囊创面缺损；B. 皮瓣设计；C. 埋置扩张器；D. 扩张 3 周后转移皮瓣，修复创面

治疗体会

- 本术式选用大腿根部的扩张皮肤修复，符合取多补少、就近转移的整形外科理念，不足的是术后瘢痕较明显。
- 阴囊皮肤组织松弛，舒展性好，也可以在早期选用阴囊组织转瓣的术式来修复。

· 参考文献 ·

[1] 王炜 . 中国整形外科学 [M]. 杭州 : 浙江科学技术出版社 , 2019.

[2] 姚建民 , 徐一波 , 王鹏 . 阴茎剪断 5 小时再植成功一例 [J]. 中华显微外科杂志 , 2013, 36(5): 430.

[3] American Academy of Pediatrics Task Force on Circumcision. Male circumcision[J]. Pediatrics, 2012, 130(3): e756-e785.

[4] Hehemann M C, Towe M, Huynh L M, et al. Penile girth enlargement strategies: what's the evidence?[J]. Sex Med Rev, 2019, 7(3): 535-547.

[5] Sito G, Marlino S, Santorelli A. Use of Macrolane VR; F.30 in emicircumferential penis enlargement[J]. Aesthet Surg J, 2013, 33(2): 258-264.

[6] Williams N, Kapila L. Complications of circumcision[J]. Br J Surg, 1993, 80(10): 1231-1236.

[7] Duckett J W, Snyder H M. The WAGPI hyposadias repaie in 1111 patients[J]. Ann Surg, 1991, 213(6): 620-626.

[8] Duckett J J. Transverse preputial island flip technique for repair of vcrc hypospadias[J]. Urol Clin North Am, 1980, 7: 423-430.

第六章
女性外生殖器畸形

第一节 · 概 述

一、应用解剖

女性外生殖器又称外阴，包括阴阜、大阴唇、小阴唇、阴蒂、前庭、前庭大腺、前庭球、尿道口、阴道口和处女膜（图6-1）。

1. 阴阜·阴毛下的柔软多肉组织，用以保护女性内生殖器。

2. 阴蒂·是一勃起结构，位于唇前连合的下后方。阴蒂内含有两个阴蒂海绵体，可分为阴蒂脚、阴蒂体和阴蒂头三部分。阴蒂头有丰富的神经末梢，是性反应的重要结构。

3. 阴蒂包皮·用以保护阴蒂，由两片小阴唇的上方接合处形成。

4. 大阴唇·为外阴两侧、靠近两股内侧的一对长圆形隆起的皮肤。

5. 小阴唇·是一对柔软黏膜皮肤，在大阴唇的内侧，表面湿润。小阴唇有丰富的神经分布，故感觉

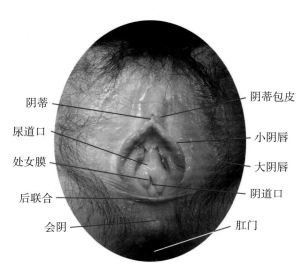

图6-1 女性外生殖器解剖示意图

敏锐。

6. **前庭** · 两侧小阴唇所圈围的菱形区。

7. **尿道口** · 介于耻骨联合下缘及阴道口之间，为一不规则之椭圆小孔，小便由此流出。

8. **阴道口** · 即阴道对外的出口，是排出经血和阴道分泌物的位置，也是生产时胎儿头部露出的地方。

9. **处女膜** · 于阴道口由一个不完全封闭的黏膜遮盖，这黏膜叫处女膜。

10. **会阴** · 是阴道口和肛门之间的区域，分娩时会产生非常大的延展，能让胎儿头部顺利露出阴道口。

二、常见畸形

女性外生殖器常见畸形包括：处女膜破裂、小阴唇肥大、大阴唇贫瘠、阴道松弛、阴唇后联合短缩、无阴道（石女症）、尿道松弛、阴道直肠瘘等。

三、手术治疗

1. **手术方法** · 处女膜修复、小阴唇缩小、大阴唇填充、阴道松弛紧缩、阴唇后联合延长、开大、阴道再造、尿道提升、阴道直肠瘘修复手术等。

2. **修复材料** · ①黏膜和皮片移植、局部皮瓣、岛状皮瓣和游离皮瓣移植，通过局部转移、游离移植去修复、矫正畸形。②人工合成材料、补片。

3. **特殊技术** · 阴道测压器，用于检测手术前、后阴道内的张力。

4. **注意事项** · ①阴道手术时注意准确止血，可用电凝、结扎、填塞手段。②阴唇组织脆嫩，缝线时宜将线材用湿润纱布拉伸、捋顺，以免缝线切割黏膜组织。

四、实用仪器和工具

女性私密整形手术的工具、测量仪器、佩戴模具，大多需要改进与制作，笔者推荐以下制作与改进的工具，供读者选用、参考。

（一）简易阴道测压器（自制）

1. **用途** · 测量手术前后阴道壁的压力，以毫米汞柱（mmHg）为单位。

2. **制作与使用**

（1）简易阴道测压器，敏感性较高，手术前后测压，仅供疗效参考。

（2）测压前、后的充气（液）量一般为 50 mL、100 mL 或 150 mL。使用时剂量标准应保持前、后一致。

（3）使用时首先充气至气囊完全扩张，但不超量膨胀，记录充气量（mL）。然后放出气体。将气囊置入阴道腔穴内。注入同样的气体量（mL），记录水银柱读数，术前、术后各一次（图6-2）。比较读数，得出结论。

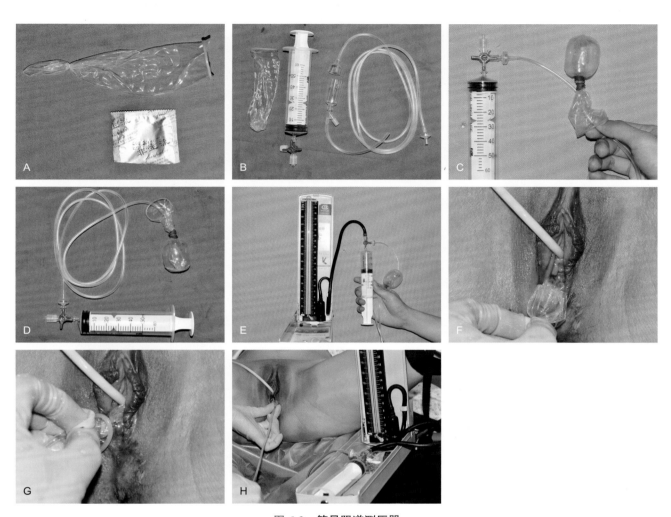

图 6-2 简易阴道测压器
A. 阴茎套前端结扎；B. 翻转的阴茎套，注射器，输液管；C. 如图连接；D. 完成连接；E. 连接血压机；F. 定量充气，回抽吸瘪；G. 置入后定量充气；H. 充气前、后测压

（二）阴道牵开器（双叶、三叶窥阴器）

笔者介绍两种阴道牵开器（双叶、三叶窥阴器）。双叶窥阴器含双关节，具有灵活、机动、使用方便等优点，但暴露的视野不足。三叶窥阴器使用时视野的空间较大，暴露全面，视野较宽、深长，适合阴道内的深部手术（图 6-3）。

（三）缩阴缝合导针

这是一款特制的用于阴道壁周围做半弧、荷包缝线的导针，使得手术更为安全、方便。该导针尖端有针眼，用于穿线、引导，可以用作纵向、横向的导引，使用灵活（图 6-4）。

（四）阴道环形拉钩

这是一款笔者协助设计的阴蒂环形拉钩，比平板拉钩更为方便，视野更好。该拉钩可用于阴道上、下、左、右的暴露，视野较大，使用方便、灵活（图 6-5）。

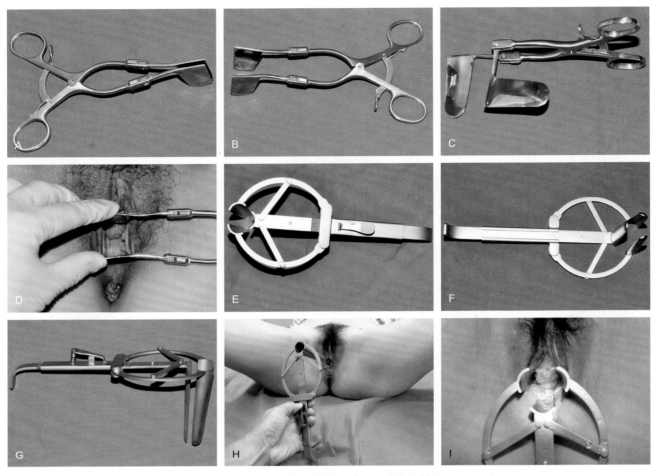

图 6-3 阴道牵开器（双叶、三叶窥阴器）

A. 双叶窥阴器；B. 侧面观；C. 调节角度；D. 临床应用；E 三叶窥阴器；F. 俯视观；G. 侧面观；H. 临床应用，三叶窥阴器长柄朝下；
I. 置入器械，暴露阴道

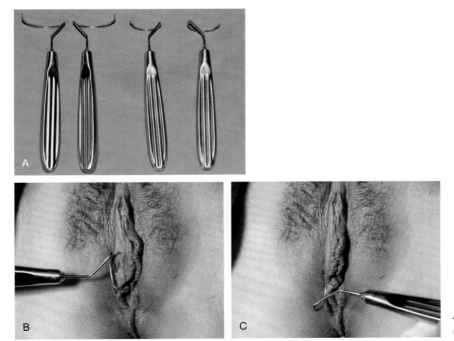

图 6-4 缩阴缝合导针

A. 导针弧弦长 4 cm（用于后壁）和 2.5 cm
（用于侧壁）；B. 顺手进针；C. 反手进针

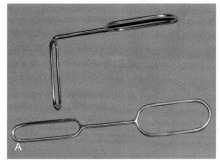
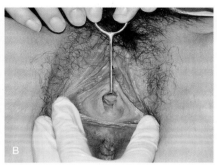
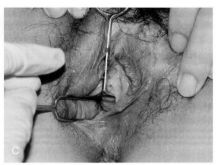

图 6-5 阴道环形拉钩

A.阴道环状直拉钩和角拉钩；B.环状角拉钩的应用；C.环状直拉钩和角拉钩的应用

（五）窥阴头灯

这是一款价廉物美的用于深部腔穴的照明灯具。光源大小及强弱可调，一次充电可以持续照明 6~8 小时。一般为头戴使用（图 6-6）。

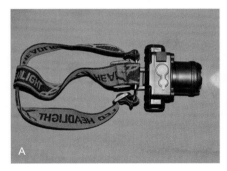
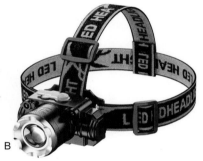

图 6-6 窥阴头灯

A、B.可调光源，用于深部组织照明

（六）阴道模具制作

阴道手术后，常需佩戴阴道的模具，用于维持、巩固手术的效果。常用硬质、软质的阴道模具。除自制布袋式模具外，笔者推荐以下两种硬、软模具，供读者参考。

1. **阴道硬质模具** · 硬质模具适用于手术后的近期内短暂地使用，一般为 1 周。长期使用可能会影响皮瓣、皮片的血供而失活。使用期间须密切观察局部组织的愈合情况。材料可以选用适合患者阴道大小的注射针筒。根据需要，按图自制，选用配戴（图 6-7）。

2. **阴道软质模具** · 软质模具适合于术后早、中、远期（1~6 个月）使用，比较安全、方便、有效。制作材料包括输液橡胶管 2 根，1 根头端结扎，用引线穿入另 1 根皮管之内。使用时先用生理盐水灌注测试管道是否完整、无损，排水待用。经消毒后置入阴道腔穴，注入生理盐水 30~60 mL。结扎外口（图 6-8）。

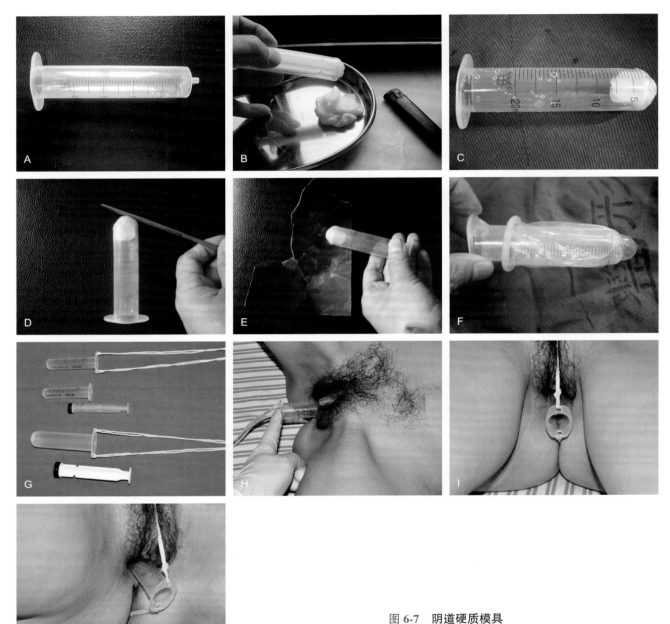

图 6-7　阴道硬质模具

A. 注射针筒（20 mL）；B. 去除头部，用酒精灯火加温；C. 头部圆形塑形；D. 用锉刀锉平；E. 细砂打磨；F. 外套薄膜；G. 打眼穿线；H. 临床应用；I. 插入阴道；J. 系带固定

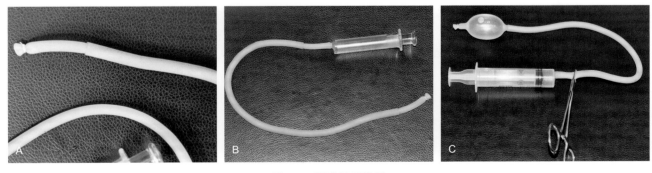

图 6-8　阴道软质模具

A. 2 根橡胶管（40~50 cm），1 根结扎后套入另 1 根；B. 一头接注射器；C. 用时注入生理盐水

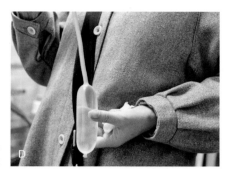

图 6-8（续） 阴道软质模具
D. 根据需要，注入合理剂量

第二节 · **处女膜破裂**

一、概述

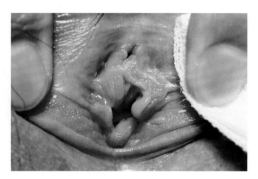

处女膜位于阴道口，即阴道和阴道前庭的交界处，是阴道向外开口处的一层薄黏膜。怀孕时处女膜变厚且有弹性，生育时则会导致处女膜完全撕裂，多数在初次性交时，处女膜被顶破而形成裂口，并造成出血。破裂一般常见于 5、7、9 点位，裂口的长度为 3~5 mm（图 6-9）。

图 6-9 三处破裂（5、7、9 点位）

二、处女膜修复术式

常用切口入路有 2 种，分别为裂隙缘切口和湖堤切口（图 6-10）。手术时需注意：①裂隙缘切口，术后复发率较高，多与线材及操作有关，宜选用细针、细线及光滑的线材。②当处女膜多处破裂且超过 3 处时，推荐选用湖堤切口，疗效较为确切。

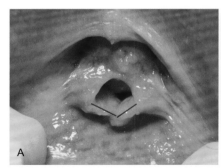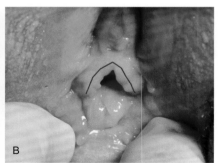

图 6-10 处女膜修复术式
A. 裂隙缘切口；B. 湖堤切口

1. 裂缘切口修复术 · 本手术采用处女膜裂口直接切除、直接缝合的手术方法，详见病例 1 至病例 3。

【病例 1】
· 病史介绍：女性，22 岁，性交史半年，处女膜 7 点位有裂口，深约 8 mm，要求修复处女膜。

- 手术方法：直切缝合术。
- 手术步骤：V形切口，直线切除裂缘，内、外两层用5-0可吸收线缝合（图6-11）。
- 术后随访：手术效果佳，一期愈合。
- 注意事项：①缝线需用湿性纱布勒扎、滋润。②间断缝合宜用6-0可吸收线做中层缝合，以免复裂。③可吸收线材不宜过粗，以免切割组织。

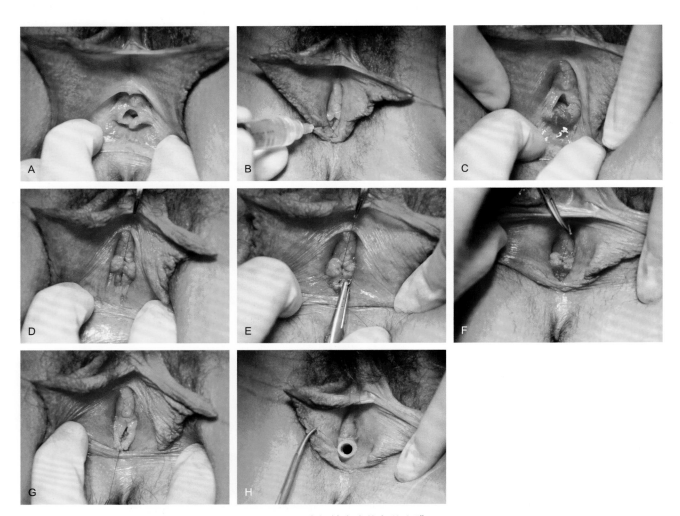

图 6-11　直切缝合术修复处女膜
A. 7点位裂口（术前）；B. 局部麻醉；C. 切除裂缘；D. 裂端缝合、牵引；E. 缝合外层；F. 外层缝毕；G. 内层缝毕；H. 术后外形

【病例2】

- 病史介绍：女性，21岁，性交史3个月，处女膜4、7、10点位有裂口，深分别约8 mm、4 mm、3 mm，要求修复处女膜。
- 手术方法：直切缝合术。
- 手术步骤：V形切口，分别直线切除裂缘，裂缘对合位，分内、外两层用5-0可吸收线缝合（图6-12）。
- 术后随访：愈合良好。
- 注意事项：①缝合时进针瓣膜需过半缝合，这样不易撕裂、复发。②术后注意清洁、卫生。③如裂口超过3处，邻近的裂隙可以合并处理、缝合。

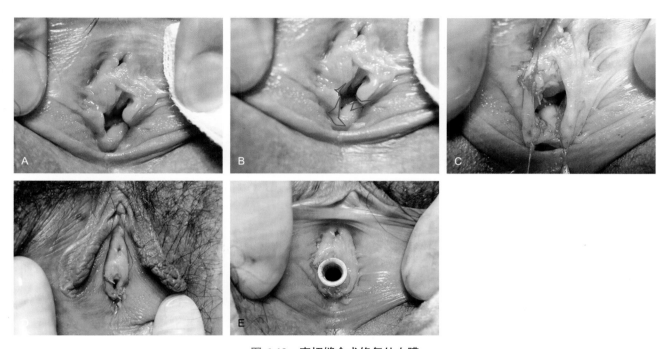

图 6-12 直切缝合术修复处女膜

A. 4、7、10 点位破裂；B. 切口设计；C. 用 5-0 可吸收线分 3 层缝合；D. 术毕外形；E. 张力状态（注：勿遗留套管）

【病例 3】

- 病史介绍：女性，20 岁，未婚，要求修复处女膜。
- 手术方法：直切缝合术。
- 手术步骤：同病例 3，详见图 6-13。
- 术后随访：愈合良好。

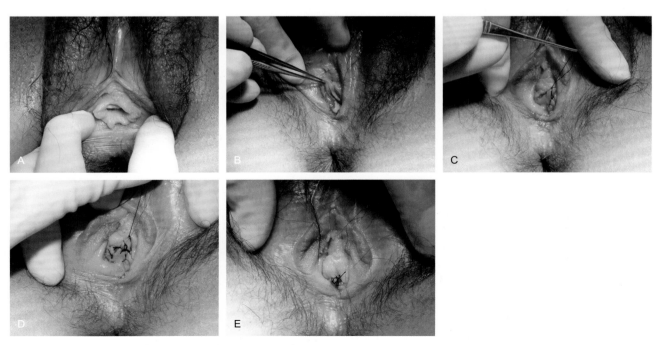

图 6-13 直切缝合术修复处女膜

A. 5、7 点位破裂；B. 裂缘切口；C. 内、外分层缝合；D、E. 修复 2 处裂口

治疗体会

◦ 本术式的每一裂隙宜分层分别缝合。

◦ 缝线材料各有利弊，丝线与可吸收线相比，前者柔软，后者不用拆线，术中宜湿润后使用。

◦ 丝线对组织切割作用较小，推荐使用。

2. 湖堤切口修复术·避开处女膜的裂口，在其裂口的上方，半环形（湖堤状）切除处女膜，留一指尖大小小孔，作为经期的出口，分层缝合、关闭创面。典型病例及分析详见病例 4 和病例 5。

【病例 4】

· 病史介绍：女性，35 岁，性交史 1 年，处女膜 6 点位裂口，深约 10 mm，要求修复处女膜。

· 手术方法：湖堤切口修复术。

· 手术步骤：①于裂口上方设计半环形切口。②环缘切除黏膜，分内、外两层用 5-0 可吸收线缝合。③留一指尖大小作为排液口。详见图 6-14。

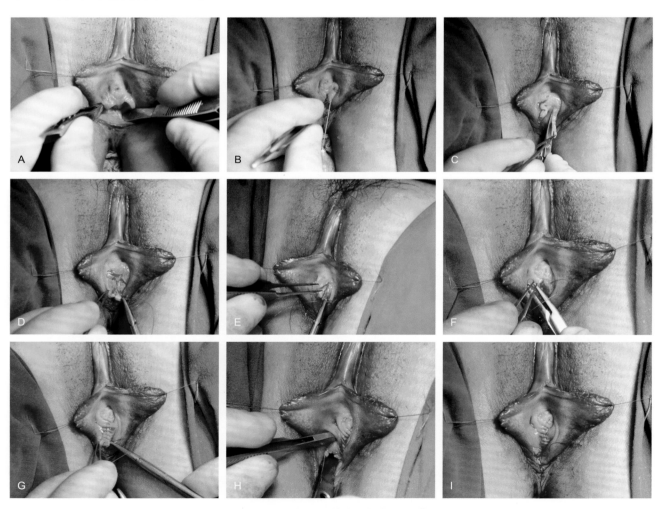

图 6-14 湖堤切口修复术修复处女膜

A. 处女膜下缘裂开；B. 局部麻醉；C. 倒 U 形半环切除黏膜；D. 缝合内层；E. 内层缝毕；F. 缝合外层；G. 外层缝毕；H. 留一指尖；I. 术后形态，破损修复良好

- 术后随访：愈合良好。
- 注意事项：内、外两层缝合，需精细操作，以免撕裂。

【病例 5】

- 病史介绍：女性，24 岁，性交史一年半，处女膜 3、6 点位裂开，分别深约 5 mm、6 mm，要求修复处女膜。
- 手术方法：湖堤切口修复术。
- 手术步骤：①于裂口上方设计半环形切口。②环缘切除黏膜，分内、外两层用 5-0 可吸收线缝合。③留下一指尖大小作为排液口。详见图 6-15。
- 术后随访：外形良好，一期愈合。
- 注意事项：内、外两层缝合时，可以带上少许类似肌筋膜层缝合，增加创面愈合强度。

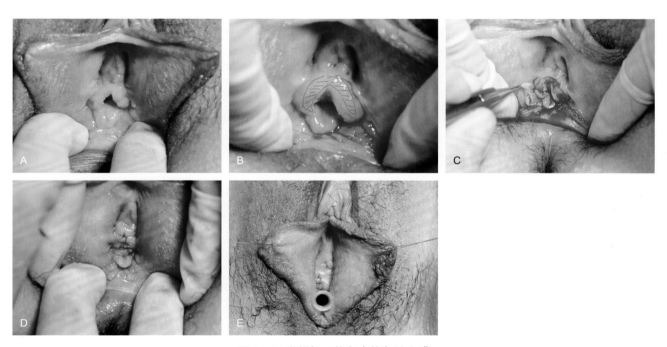

图 6-15　湖堤切口修复术修复处女膜
A. 左右裂口；B. 设计半环形切口；C. 切除倒 U 形黏膜；D. 内外层缝合；E. 留一指尖

治疗体会

- 本术式创面较大，接触面也大，缝合更为可靠，预期效果更确切，复裂可能性较低。
- 使用可吸收线缝合时，宜用盐水纱布勒、拉，使之光滑、柔软。
- 由于瓣膜脆薄，易撕裂，缝合时操作应轻巧、细致。

第三节·小阴唇肥大

一、概述

正常小阴唇中部的宽度为 2 cm，其曲线自然、美观，内面呈粉红色，顶部与外侧为褐色与黄褐色，性交时没有不适的感觉。当生长发育过度超过正常范围，拉挺时高于大阴唇平面，称为小阴唇肥大症。小阴唇肥大时有的毫无症状，也有的人会有局部的不适感觉，如走路、骑车或性交造成不适或不便，甚至感觉痛苦。此外，当肥大的小阴唇外观呈黑褐色、曲卷时外形也不美观，容易引发心理问题（图 6-16）。

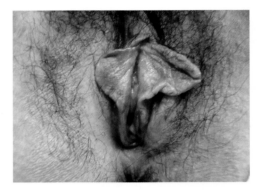

图 6-16 小阴唇肥大，双侧不对称

二、小阴唇缩小术

小阴唇肥大畸形可通过楔形（V 形）切除术、边缘切除术、菱形切除术等手术方式整形修复，可设计楔形（V 形）切口、边缘切口和菱形切口及内部切口（切除黏膜，保留中层）（图 6-17）。手术常见并发症包括：术后出血、术后形态大小不等、阴唇部分失活。

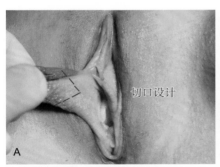
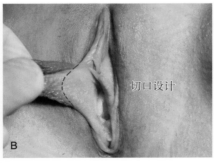
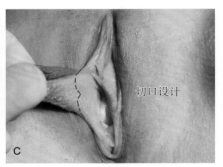
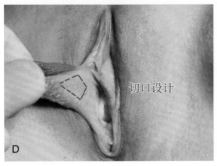

图 6-17 小阴唇缩小术式切口设计
A. 楔形（V 形）切口；B. 边缘切口；C. 菱形切口；D. 内部切口（切除黏膜，保留中层）

手术前需要关注以下细节：①每侧小阴唇有 2~3 支细小动脉，在灯光下辨认后仔细电凝止血。②切口线设计时需反复校对，可以大阴唇的平面为参考，估计切除的量，剪切时小阴唇处于自然状态，切勿过度提紧小阴唇，以免多切组织。③菱形切除术要考虑阴唇瓣的血供，留有足够的组织蒂。或者只切除菱形的表皮，保证血供。

1. **小阴唇楔形（V 形）切除术** · 本术式通过将肥大的小阴唇楔形（V 形）切除，缩小面积，平整皱褶，从而改善外形。典型病例及分析详见病例 6 和病例 7。

【病例 6】
- 病史介绍：女性，22 岁，未婚。阴唇肥大，色素沉着，双侧不对称。
- 手术方法：楔形（V 形）切除术。
- 手术步骤：①定点，以小阴唇形态的转折点为上、下参考点，并反复检查、确认及标记。②切开表层，夹住全层，切除多余的小阴唇。③双面缝合，从创口底部开始，逐步缝合至顶点。详见图 6-18。
- 术后随访：愈合良好，恢复顺利。
- 注意事项：宜采用电凝出血点或结扎止血。

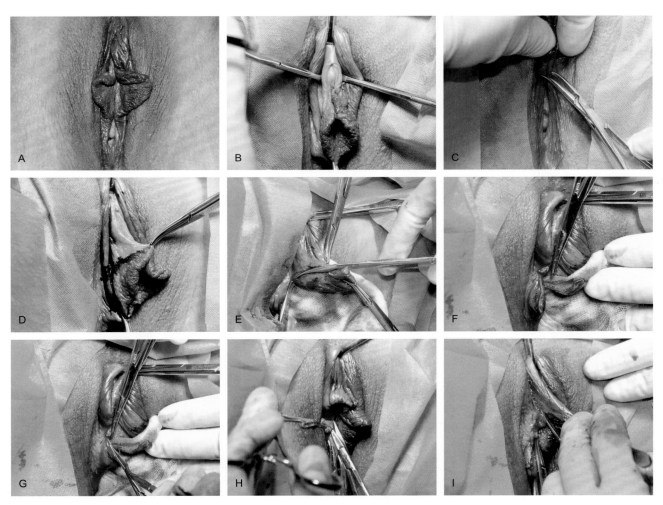

图 6-18　楔形（V 形）切除术修复阴唇肥大
A. 术前外形；B. 切除范围（上端）；C. 切除范围（下端）；D. 切口设计；E. 按设计线切开下缘；F. 上缘切开；G. V 形切除阴唇；H. 修剪下缘；I. 修整上缘

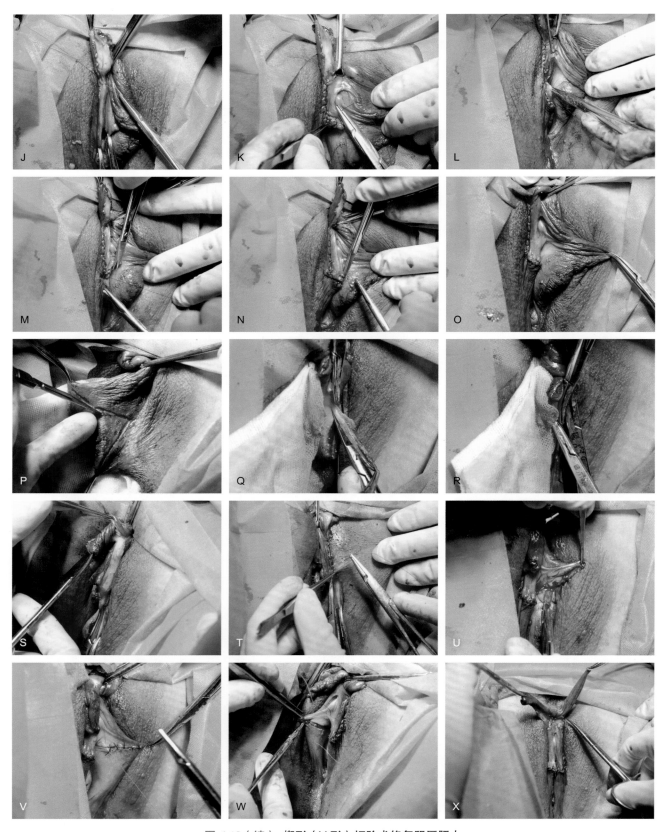

图 6-18（续） 楔形（V形）切除术修复阴唇肥大

J. 上缘缝合；K. 间断缝合；L. 裂隙缘做内层缝合；M. 外层缝合；N. 逐层缝合，封闭裂隙；O. 外侧缝毕；P. 左侧切开；Q. 上、下缘切开；R. 切除阴唇；S. 修整裂隙上缘；T. 缝合外面皮肤；U. 缝合内层；V. 缝合皮肤；W. 缝合右内面；X. 修整阴蒂上缘

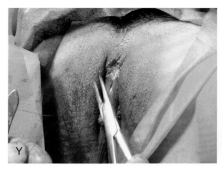
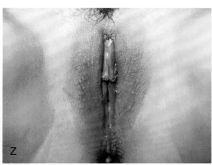

图 6-18（续） 楔形（V 形）切除术修复阴唇肥大
Y. 缝合蒂包皮；Z. 逐层缝合，术毕

【病例 7】

• 病史介绍：女性，24 岁，分娩一胎，因小阴唇肥大而要求整形修复。

• 手术方法：楔形（V 形）切除术。

• 手术步骤：同病例 6，详见图 6-19。

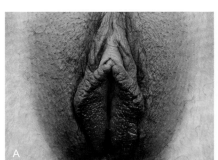
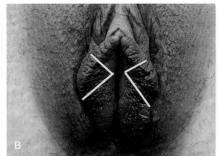
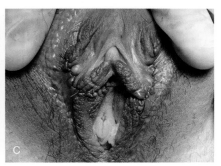

图 6-19 小阴唇楔形（V 形）切除术修复阴唇肥大
A. 术前形态；B. 切口设计；C. 同理切除、缝合，术毕

治疗体会

◦ 小阴唇楔形（V 形）切除术的优点：①切口较短，切缘隐蔽。②切除量较大，可调性强，操作方便。③阴唇边缘自然保留。

◦ 小阴唇楔形（V 形）切除术的缺点：①感觉神经分布的部分损失较大。②小阴唇边缘的皱褶及色素残留完全保留。③术后形态欠佳。

◦ 本术式设计时让患者拉挺阴唇，但不宜过度用力，不然设计不准确。

2. **小阴唇边缘切除术**·本术式采用边缘切除的方法，修剪、缩小肥大的小阴唇，保留内部的粉色部分，改善外形。典型病例及分析详见病例 8 至病例 15。

【病例 8】

• 病史介绍：女性，22 岁，未婚。小阴唇肥大，双侧不对称。

- 手术方法：小阴唇边缘切除术。
- 手术步骤：①定点，以小阴唇形态的转折点为上、下参考点，以高出大阴唇平面为切除线，略呈弧形。②剪切从上到下，方便操作。详见图6-20。
- 术后随访：一期愈合，外形良好。
- 注意事项：①宜选择电凝出血点或结扎止血。②术中及时止血，可以用间断缝合出血点，再加连续缝合。

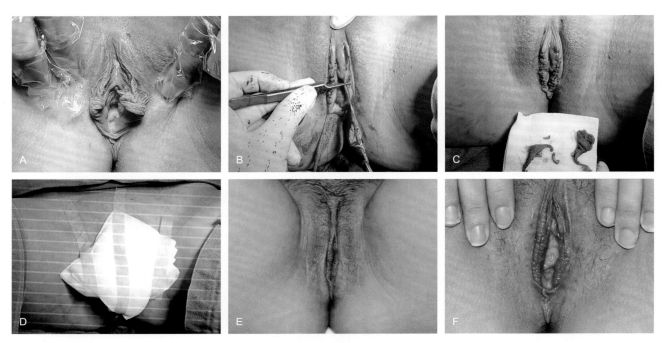

图 6-20 小阴唇边缘切除术修复小阴唇肥大
A. 术前形态；B. 边缘切除；C. 间断缝合；D. 术后覆盖；E. 术后 2 周拆线；F. 术后形态

【病例 9 】

- 病史介绍：女性，34 岁，分娩一胎。小阴唇肥大，双侧不对称。
- 手术方法：小阴唇边缘切除术。
- 手术步骤：同病例 8，详见图 6-21。
- 术后随访：本例术后创面有细小的渗血，缝线张力偏高，线迹明显。

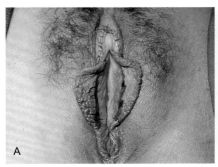 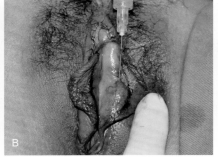 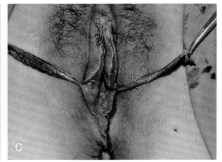

图 6-21 小阴唇边缘切除术修复小阴唇肥大
A. 小阴唇切口设计；B. 局部麻醉；C. 切开阴唇

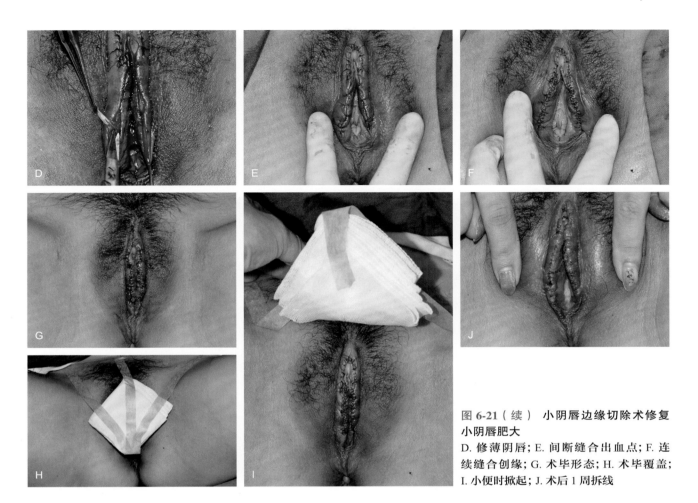

图 6-21（续） 小阴唇边缘切除术修复小阴唇肥大

D. 修薄阴唇；E. 间断缝合出血点；F. 连续缝合创缘；G. 术毕形态；H. 术毕覆盖；I. 小便时掀起；J. 术后 1 周拆线

- 注意事项：①术后 1 天需跟踪换药、清洁，及时缝扎止血。②当创缘愈合无张力时，及时拆线，以免残留线迹瘢痕。

【病例 10】

- 病史介绍：女性，23 岁，分娩一胎。小阴唇肥大，双侧不对称。
- 手术方法：小阴唇边缘切除术。
- 手术步骤：同病例 8，详见图 6-22。本病例切除组织量不大，术中肿胀麻醉也较到位，缝合顺利。
- 术后随访：一期愈合。

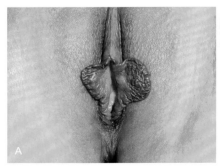
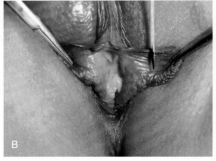
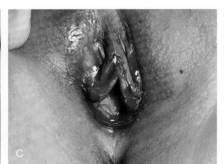

图 6-22 小阴唇边缘切除术修复小阴唇肥大

A. 阴唇犄角状畸形；B. 切口设计；C. 切除高出大阴唇平面的小阴唇

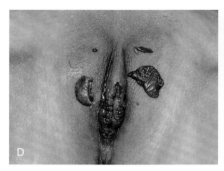
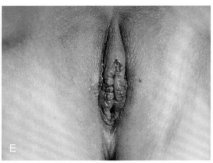

图 6-22（续） 小阴唇边缘切除术修复小阴唇肥大
D. 间断缝合；E. 术毕时形态

【病例 11】

· 病史介绍：女性，35 岁，分娩一胎。小阴唇肥大，双侧不对称。

· 手术方法：小阴唇边缘切除术。

· 手术步骤：同病例 8，详见图 6-23。

· 术后随访：术中止血彻底、可靠，术后愈合良好。

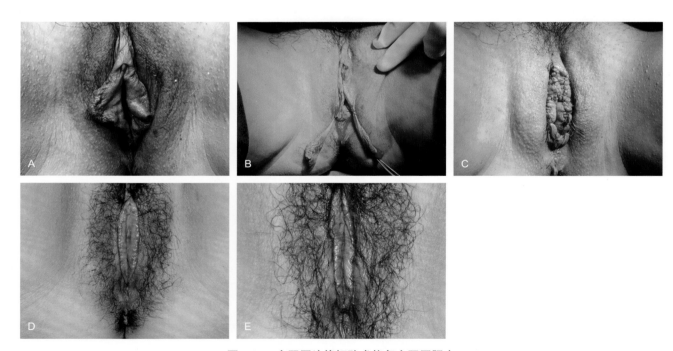

图 6-23 小阴唇边缘切除术修复小阴唇肥大
A. 术前阴唇肥大；B. 切除多余阴唇；C. 间断缝合；D. 术后 6 周形态；E. 术后 6 个月形态

【病例 12】

· 病史介绍：女性，14 岁，右侧小阴唇肥大。

· 手术方法：小阴唇边缘切除术。

· 手术步骤：同病例 8，详见图 6-24。本病例试用针头定位，但作用一般。

· 术后随访：愈合良好。

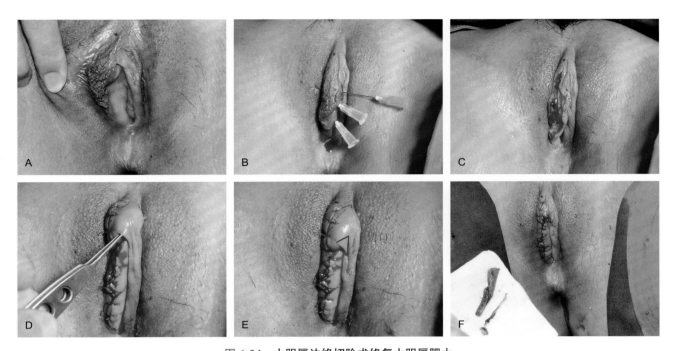

图 6-24　小阴唇边缘切除术修复小阴唇肥大

A. 右侧小阴唇肥大；B. 参照对侧，定位设计；C. 切除阴唇；D. 缝合切缘，显露阴蒂包皮；E. 阴蒂包皮 V 形切口；F. 切除包皮，缝合术毕

【病例 13】

· 病史介绍：女性，19 岁，右侧小阴唇肥大。

· 手术方法：小阴唇边缘切除术。

· 手术步骤：同病例 8，详见图 6-25。

· 术后随访：愈合良好。

· 注意事项：本病例为单侧阴唇肥大，切除阴唇边缘后，可同时在阴唇瓣创口的中间切除一条，修薄小阴唇，愈合后外形更好。

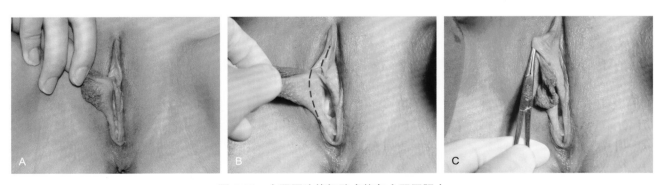

图 6-25　小阴唇边缘切除术修复小阴唇肥大

A. 右侧小阴唇肥大、阴蒂包皮；B. 切口设计；C. 提起包皮、显露阴蒂

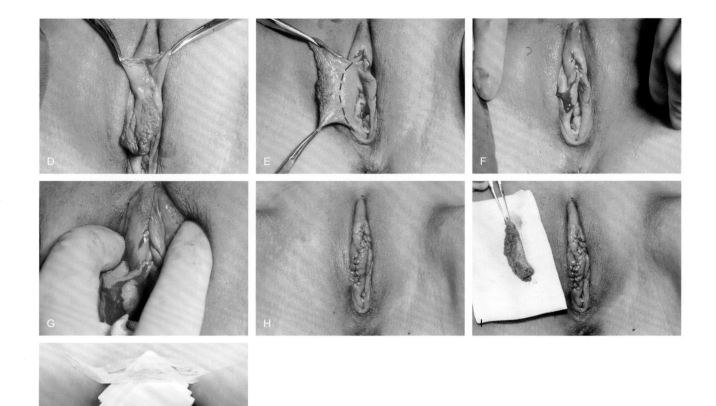

图 6-25（续） 小阴唇边缘切除术修复小阴唇肥大

D. 中线切开包皮；E. 切口设计；F. 切除多余阴唇；G. 修整后形态；H. 间断缝合；I. 术毕
形态；J. 用敷料覆盖

【病例 14】

- 病史介绍：女性，23 岁，未婚，右侧小阴唇肥大。
- 手术方法：小阴唇边缘切除术。
- 手术步骤：同病例 8，详见图 6-26。
- 术后随访：愈合良好。
- 注意事项：在切除小阴唇边缘时，还需同时切除旁边的细小皱襞。

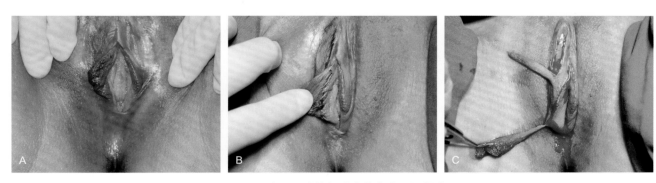

图 6-26 小阴唇边缘切除术修复小阴唇肥大

A. 小阴唇右大左小；B. 切口设计；C. 切除右侧多余阴唇

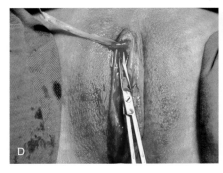
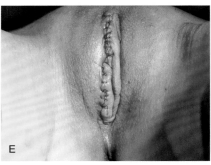
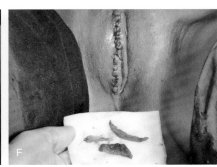

图 6-26（续） 小阴唇边缘切除术修复小阴唇肥大

D. 修薄阴唇；E. 间断、连续缝合；F. 术后形态

【病例 15】

- 病史介绍：女性，29 岁，分娩一胎，双侧小阴唇肥大。
- 手术方法：小阴唇边缘切除术。
- 手术步骤：同病例 8，详见图 6-27。
- 术后随访：愈合良好。

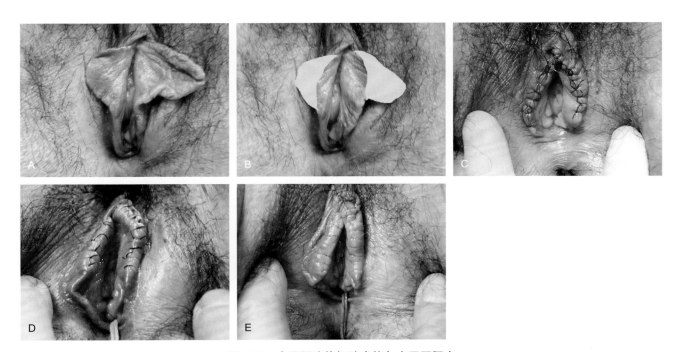

图 6-27 小阴唇边缘切除术修复小阴唇肥大

A. 小阴唇肥大、畸形；B. 模拟设计；C. 切除、缝合；D. 拆线前形态；E. 1 周后拆线

> **治疗体会**
>
> ◦ 小阴唇边缘切除术优点：①感觉神经分布的部分损失较小。②小阴唇边缘皱褶及色素完整切除。③形态较好。
>
> ◦ 小唇边缘切除术缺点：①切口较长，切缘显露。②术后容易出血，需仔细间断、连续缝合止血。③切除量较难控制，操作时建议从上端剪切至下端。
>
> ◦ 术前可采用图片定位、定形，便于术前与患者沟通时作为参考。
>
> ◦ 术中及时止血，可以用间断缝合出血点，再加连续缝合。

3. 小阴唇内菱形切除术 · 于小阴唇内部切除一块组织，保留小阴唇的边缘，缩小阴唇的面积，调整至形态美观。典型病例及分析详见病例 16。

【病例 16】
  • 病史介绍：女性，24 岁，已婚，左侧小阴唇肥大要求整形。
  • 手术方法：小阴唇内菱形切除术。
  • 手术步骤：①定点，于小阴唇内设计菱形切口。②切开黏膜，切通全层黏膜。③分外、中、内三层用 5-0 可吸收线间断缝合。④术后部分阴唇失活，再次修复。详见图 6-28。
  • 注意事项：切口留有充分的黏膜蒂瓣，切除的宽度不宜超过蒂的宽度，避免黏膜瓣的血供不足。
  • 术后随访：阴唇部分失活，经再次修复后愈合（图 6-29）。

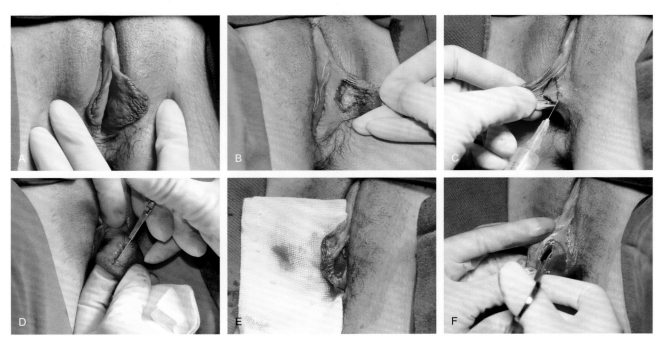

图 6-28　小阴唇内菱形切除术修复小阴唇肥大
A. 左侧小阴唇肥大；B. 切口设计；C. 局部麻醉；D. 切开阴唇；E. 全层切开；F. 贯通全层菱形切除

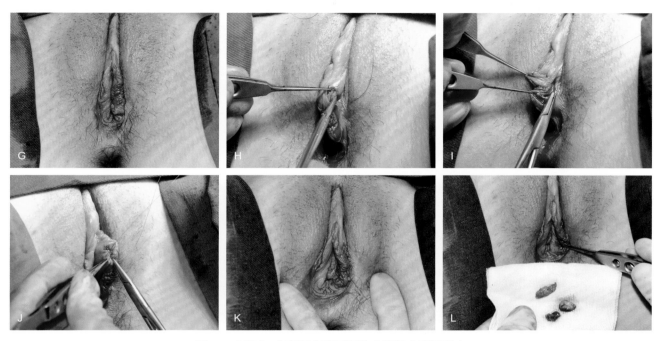

图 6-28（续） 小阴唇内菱形切除术修复小阴唇肥大
G. 切除时形态；H. 中层缝合；I. 外侧缝合；J. 内侧缝合；K. 术毕时形态，双侧对称；L. 切除的组织

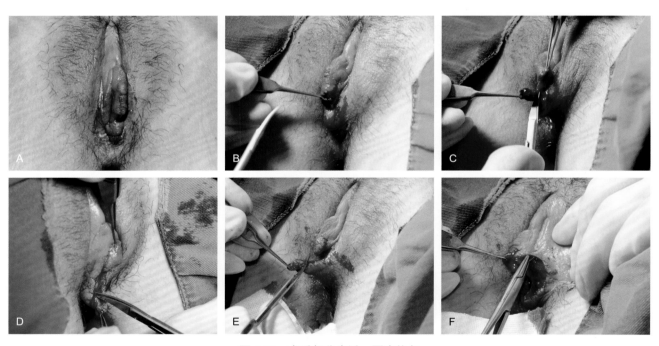

图 6-29 术后部分失活，再次修复
A. 术后 1 周，部分组织失活；B. 清除血块；C. 修剪失活组织；D. 调整解剖结构；E. 修整组织尖角，有利血供；F. 缝合中层

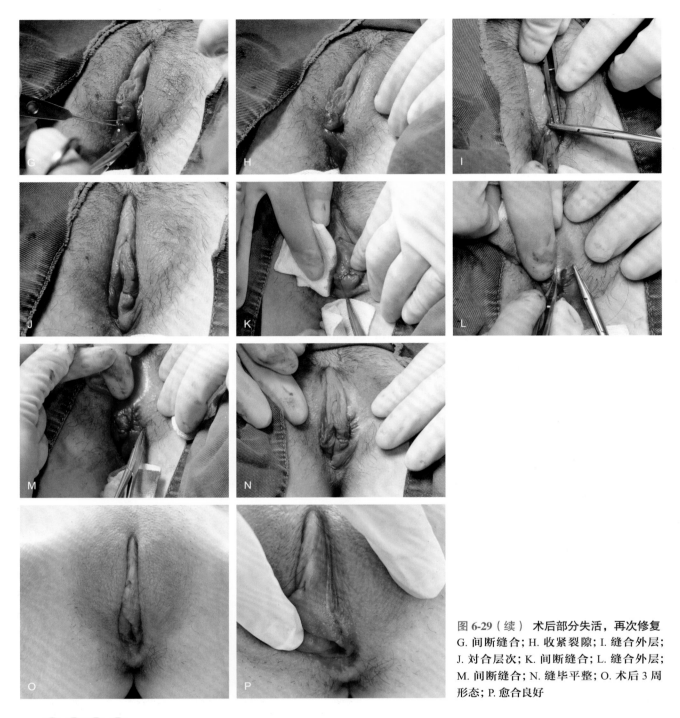

图 6-29（续） 术后部分失活，再次修复
G. 间断缝合；H. 收紧裂隙；I. 缝合外层；
J. 对合层次；K. 间断缝合；L. 缝合外层；
M. 间断缝合；N. 缝毕平整；O. 术后 3 周
形态；P. 愈合良好

治疗体会

○ 本例手术阴唇中间切除太多，导致血供不足，应该保留更多的蒂部宽度，或只切除阴唇的黏膜面保留中间的组织层，可以避免组织的失活。

○ 小阴唇菱形切除术的优点：①保留小阴唇边缘的自然形态。②切口比较隐蔽。

○ 小阴唇菱形切除术的缺点：①适应证相对较窄，仅对轻度肥大的小阴唇适应。②贯通切除阴唇时，注意血供，一般可以仅切除表皮，以保护血液循环。③术后外形欠佳。

4. 小阴唇撕裂后畸形修复术·小阴唇因各种外伤导致撕裂、缺损，留下各种形态的畸形，可采用局部皮瓣组织旋转、延伸、间隔转移等方法进行修复和治疗。典型病例及分析详见病例17。

【病例17】

· 病史介绍：女性，42岁，已婚，左侧阴唇撕裂伤3年，左侧小阴唇根部于中下段断裂、游离。上端带蒂连于皮肤，血供存在。

· 手术方法：小阴唇撕裂修复术。

· 手术步骤：以左侧小阴唇创缘设计切口，切开创缘，复位小阴唇，并以外、中、内三层分别间断缝合，中间层用可吸收线，内、外层用尼龙线（图6-30）。

· 术后随访：术后1周随访，愈合良好、拆线。

· 注意事项：外层缝合的线材以不吸收线材缝合为佳，组织反应较小。

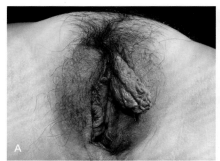
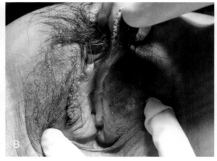
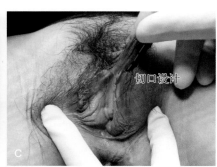
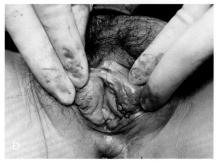

图6-30　小阴唇撕裂修复术修复小阴唇撕裂
A.左侧小阴唇撕裂，游离；B.提起小阴唇；C.切口设计；D.切开缝合，术毕

治疗体会

◦ 外伤造成的小阴唇畸形形态各异，可以运用整形外科的局部皮瓣的理念和方法修复畸形。

◦ 小阴唇血供丰富，笔者认为每侧的小阴唇只要保留1/4的蒂部，即可满足其血供。

第四节 · 阴蒂包皮过长

一、概述

正常阴蒂裸露在体表，当勃起或用手推时，阴蒂包皮部分或全部遮住阴蒂，称为包皮过长或包茎（图6-31）。阴蒂包皮过长或包茎会遮盖阴蒂，如同男性阴茎包皮过长或包茎，使得阴蒂不敏感，影响外观和性生活。整形的目的是显露阴蒂，增加接触敏感性，改善外形，提升美感。

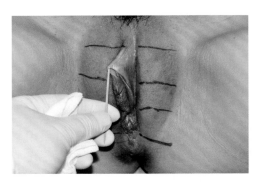

图6-31 阴蒂隐匿、包皮覆盖

二、阴蒂包皮切除术

常用术式有2种，分别为阴蒂包皮边切法和阴蒂包皮内切法（图6-32）。手术时需注意：①直接切除包皮暴露阴蒂，效果明显，但切口处留有瘢痕。②阴蒂沟内切除包皮，瘢痕较隐蔽，但时有复发。

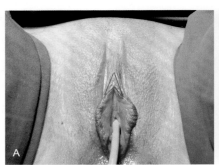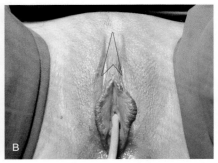

图6-32 阴蒂包皮切除术式
A.边切法；B.内切法

1. 阴蒂包皮切除术（边切法）·本手术通过切除阴蒂包皮的边缘皮肤，从而显露阴蒂，一般显露的长度为3~5 mm，可征求患者的需求而定。典型病例及分析详见病例18至病例20。

【病例18】

- 病史介绍：女性，34岁，分娩一胎，阴蒂包皮和小阴唇肥大。
- 手术方法：阴蒂包皮切除术（边切法）。
- 手术步骤：于阴蒂包皮边缘设计切口，切除包皮，露出阴蒂，间断缝合创缘（图6-33）。
- 术后随访：外形良好。
- 注意事项：剪切时，应在自然状态提起包皮，以免剪切过多组织。

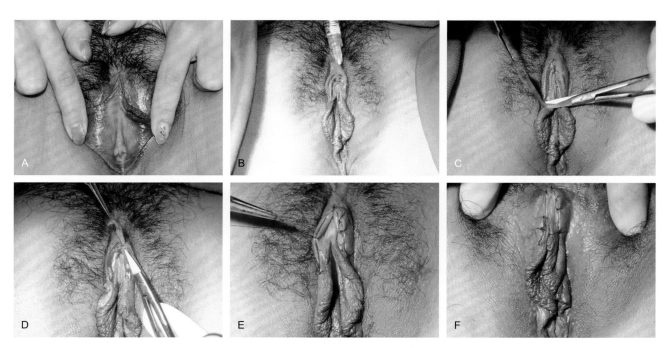

图 6-33 阴蒂包皮切除术（边切法）修复阴蒂包皮和小阴唇肥大
A. 切除范围；B. 局部麻醉（2% 利多卡因 2 mL）；C. 剪除多余包皮；D. 显露阴蒂；E. 间断缝合；F. 术毕外形，阴蒂显露

【病例 19】

· 病史介绍：女性，23 岁，未孕，阴蒂包皮和小阴唇肥大不美。

· 手术方法：阴蒂包皮切除术（边切法）、小阴唇肥大切除术。

· 手术步骤：于阴蒂包皮边缘设计切口，切除包皮，露出阴蒂，间断缝合创缘。切除高出大阴唇平面的小阴唇，间断缝合（图 6-34、视频 3-1）。

· 术后随访：一期愈合、外形良好。

· 注意事项：剪切时，自然状态提起包皮或小阴唇，以免剪切过量，缝合线宜用盐水纱布捋顺、拉伸。

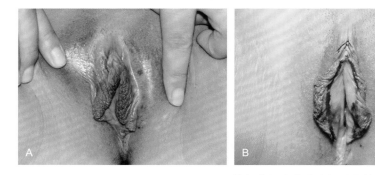
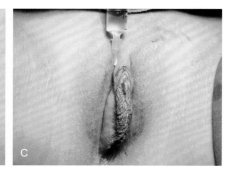

图 6-34 阴蒂包皮切除术（边切法）修复阴蒂包皮和小阴唇肥大
A. 术前外形；B. 切口设计；C. 于阴蒂根部麻醉

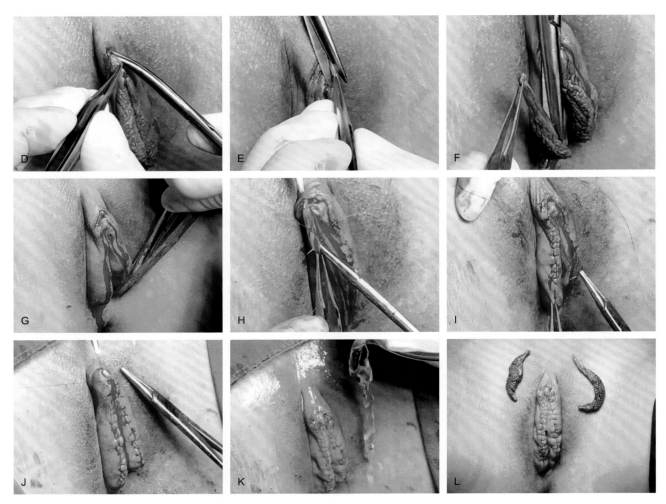

图 6-34（续） 阴蒂包皮切除术（边切法）修复阴蒂包皮和小阴唇肥大

D. 切开阴蒂包皮；E. 切除包皮；F. 切开阴唇；G. 切除阴唇；H. 间断缝合；I. 6-0 可吸收线连续缝合；J. 加强、重点缝合；K. 用生理盐水冲洗；L. 外形良好，粉嫩对称

视频 3-1 阴蒂、阴唇整形术

【病例 20】

• 病史介绍：女性，31 岁，分娩一胎，阴蒂包皮过长。

• 手术方法：阴蒂包皮切除术（边切法）。

• 手术步骤：同病例 19，详见图 6-35。

• 术后随访：效果良好。

• 注意事项：剪切时，可用手术剪代替手术刀。

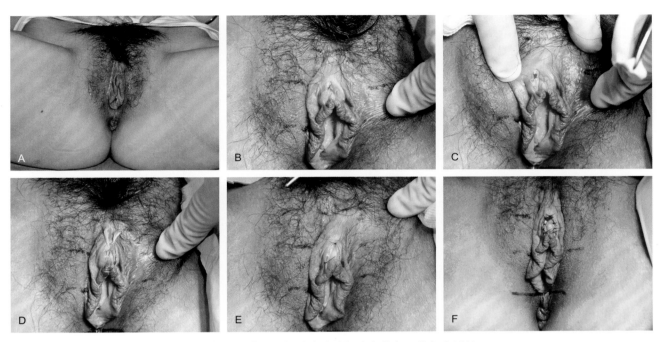

图 6-35　阴蒂包皮切除术（边切法）修复阴蒂包皮过长
A. 阴蒂包皮；B. 切开包皮；C. 剪切一侧包皮；D. 切除包皮；E. 间断缝合；F. 显露阴蒂

治疗体会

○ 本术式切除范围精确，操作简便，疗效确切，推荐使用。

○ 切除包皮的量，可以用术前照片设计与患者反复沟通、确认。

○ 操作时可以先在包皮中间切开，然后再切除两层组织。

2. 阴蒂包皮切除术（内切法）· 本术式通过切除阴蒂包皮内侧（基底部）的皮肤，从而显露阴蒂。该术式优点在于术后包皮的边缘形态自然，切口瘢痕位于皱襞内而不显露，修复外形较为美观。典型病例及分析详见病例 21。

【病例 21】

· 病史介绍：女性，32 岁，已婚，阴蒂包皮覆盖阴蒂。

· 手术方法：阴蒂包皮切除术（内切法）。

· 手术步骤：同病例 19，详见图 6-36。

· 术后随访：愈合良好。

· 注意事项：蒂点仔细电凝止血。

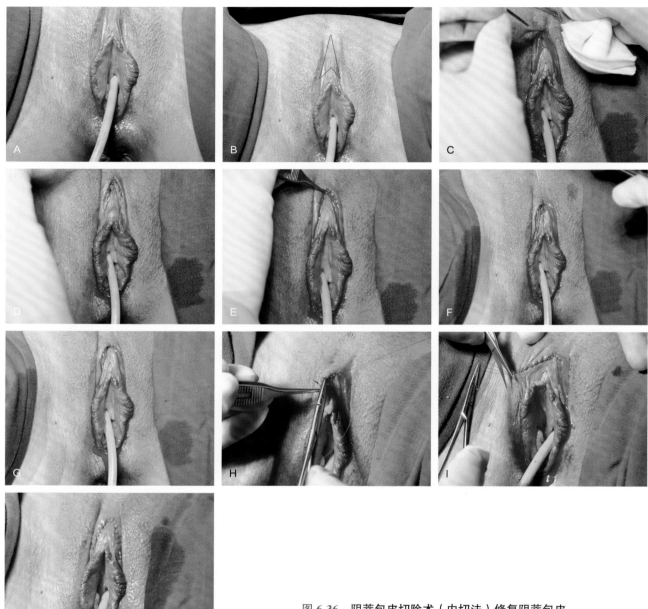

图 6-36　阴蒂包皮切除术（内切法）修复阴蒂包皮
A. 术前外形；B. 切开设计；C. 切开止血；D. 切除包皮；E. 测试外形；F. 上提，皮下固定；G. 观察外形；H. 用 6-0 可吸收线缝合；I. 连续缝合；J. 术毕外形，阴蒂显露

治疗体会

○ 边切法，阴蒂显露好，疗效较佳；内切法，切口较为隐蔽，外形较为自然，但术后因为皮肤回缩，部分效果会折损。

○ 术式的选择以局部黏膜覆盖阴蒂的多少为参照，笔者推选边切法。

第五节 · 大阴唇贫瘠

一、概述

大阴唇是一条纵向、具有弹性的皮肤皱襞，长 7~8 cm，宽 2~3 cm。左右大阴唇的前后端互相连合。前端为唇前连合，向上移行于阴阜。后端为唇后连合，位于肛门前方约 3 cm 处。大阴唇分内、外两面，两面皮肤之间有大量脂肪组织、弹力纤维和少量平滑肌纤维，以及血管、淋巴管、神经和腺体。当大阴唇脂肪萎缩，外形显得平坦、干瘪时，影响美观（图 6-37）。

二、大阴唇脂肪填充术

大阴唇平坦、不够丰满，可用自体脂肪颗粒或人工合成材料充填，称为大阴唇脂肪充填术。前者为采集脂肪，制作成脂肪胶，以注射的方法填充于需要丰满的大阴唇局部，通常选择皮下层（图 6-38），存活率较高；后者一般在 6 个月吸收。脂肪充填术的常见并发症包括脂肪液化、继发感染、脂肪吸收、丰满效果降低等。手术操作的方法、技巧类同，典型病例及分析详见病例 22 至病例 25。

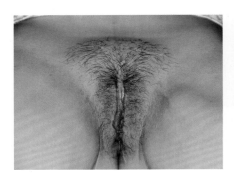

图 6-37　大阴唇平坦、不够丰满

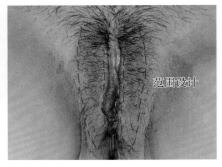

图 6-38　大阴唇填充：脂肪或人工材料注射填充的范围

【病例 22 】
- 病史介绍：女性，38 岁。大阴唇平坦、皮肤干瘪。
- 手术方法：大阴唇脂肪充填术。
- 手术步骤：①制备脂肪颗粒：可选择上臂后侧、大腿内侧或腹部抽取脂肪，一般抽取纯脂肪量 50~100 mL，可制作成细小的微粒脂肪 10~20 mL。②将制备的脂肪颗粒用 1 mL 针筒，缓慢推注于大阴唇的皮下。③用手掌推揉局部，将皮下的脂肪块揉散、塑形。详见图 6-39。
- 术后随访：恢复顺利，无并发症出现。
- 注意事项：①脂肪注射不宜过多，一般以局部皮肤的厚度为参考，厚度与注射量比例为 1:1。②需缓慢、分层推注，针筒宜小，便于控制和掌握。

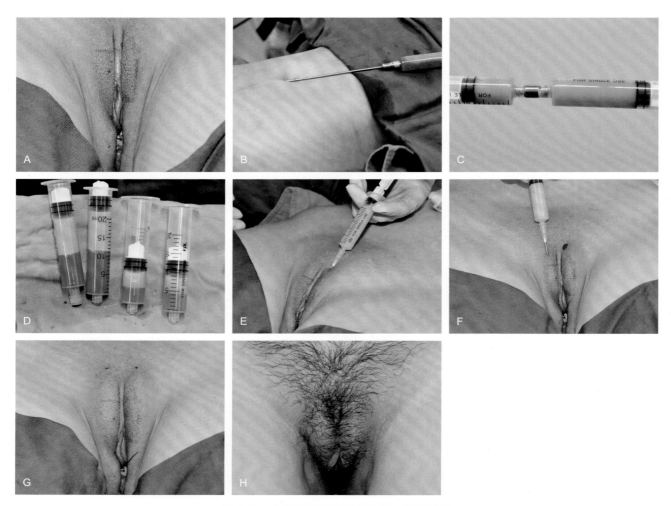

图 6-39　大阴唇脂肪充填术修复大阴唇贫瘠

A. 大阴唇平坦、干瘪；B. 腹部抽吸脂肪；C. 脂肪胶制备；D. 脂肪分离提纯；E. 左侧脂肪充填；F. 右侧脂肪充填；G. 填充完毕、阴唇丰满；H. 术后 1 个月形态

【病例 23 】

- 病史介绍：女性，39 岁。大阴唇平坦、皮肤干瘪要求充填。
- 手术方法：大阴唇脂肪充填术。
- 手术步骤：同病例 22，详见图 6-40。
- 术后随访：恢复顺利，无并发症出现。

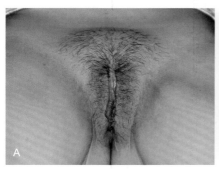
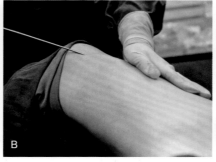
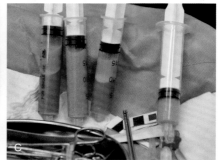

图 6-40　大阴唇脂肪充填术修复大阴唇贫瘠
A. 大阴唇干瘪、平坦；B. 大腿抽取脂肪；C. 脂肪分离提纯

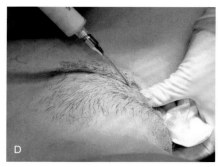
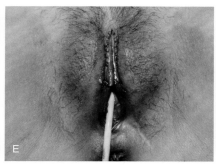
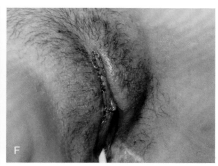

图 6-40（续） 大阴唇脂肪充填术修复大阴唇贫瘠
D. 脂肪充填；E. 双侧充填（同时小阴唇缩小术）；F. 充填完成

【病例 24】

· 病史介绍：女性，21 岁，已婚，要求大阴唇丰满。

· 手术方法：大阴唇脂肪充填术。

· 手术步骤：同病例 22，详见图 6-41。

· 术后随访：顺利恢复，外形良好。

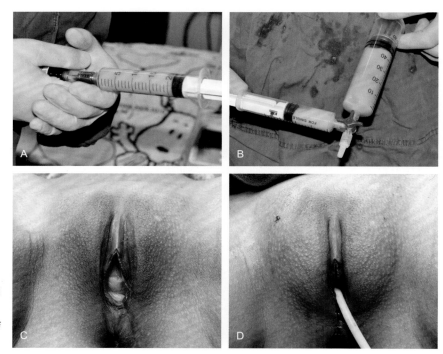

图 6-41 大阴唇脂肪胶充填术修复大阴
唇贫瘠
A. 抽取脂肪（步骤同上）；B. 制作成脂肪
胶；C. 术前形态；D. 充填后，外形丰满

【病例 25】

· 病史介绍：女性，40 岁，已婚，要求大阴唇丰满。

· 手术方法：大阴唇脂肪充填术。

· 手术步骤：同病例 22，详见图 6-42。

· 术后随访：外形良好，但长时间存在皮下结节，半年后渐渐散退。

· 注意事项：本例在脂肪注射时可能由于推注较集中、颗粒较大，所以存有结节。应该推荐脂肪胶，并用细针筒推注。

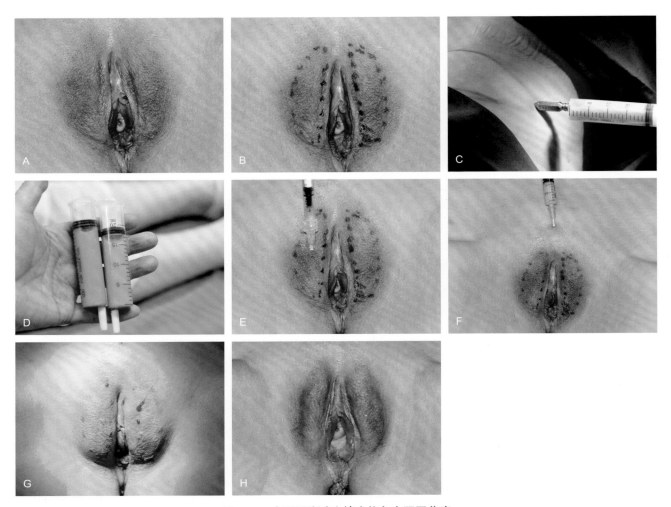

图 6-42　大阴唇脂肪充填术修复大阴唇贫瘠

A. 术前形态；B. 填充部位；C. 腰部抽取脂肪；D. 脂肪制备，每侧约 20 mL；E. 浸润麻醉；F. 填充脂肪；G. 填充后外形丰满；H. 术后 1 周形态

治疗体会

○ 填充材料可以用自体脂肪颗粒或人工合成的材料，脂肪移植较人工合成材料充填维持外形较好，保留的时间也较长，而用人工合成材料较为均匀、柔软，不足之处为经过一段时间会完全吸收、消失。

○ 颗粒脂肪移植操作过程较人工材料（玻尿酸）充填繁复。

○ 若采用脂肪移植，笔者推荐使用脂肪胶，制胶后脂肪容易注射，外形塑形更好。

○ 本术式脂肪吸收率较高，可以多次脂肪移植。

第六节·**阴道松弛**

一、概述

阴道系性交器官，又是月经血排出及胎儿娩出的通道，位于真骨盆下部中央，呈上宽下窄的管道，前壁长 7~9 cm，与膀胱和尿道相邻；后壁长 10~12 cm，与直肠贴近。阴道与肛门由肛门括约肌、肛提肌和球海绵体肌呈"8"字形环绕，它们可维持肛门及阴道的收缩作用。阴道壁有很多横纹皱襞及外覆弹力纤维，有较大的伸展性，又因富有静脉丛，故局部受损时易出血或形成血肿。

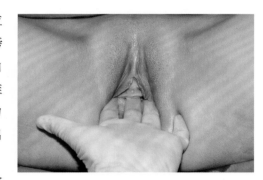

图 6-43 阴道宽松，能容 3 指

青春期阴道能容纳 1~2 指，随着年龄的增长，阴道常常会出现松弛，严重者降低夫妻生活质量。随分娩次数增加，阴道松弛程度加大，可达到 3~4 横指宽（图 6-43）。

二、手术方法

1. **阴道紧缩术**·分娩或多次分娩后，阴道因周围平滑肌的牵拉和扩张而松弛，会影响性生活的质量和产生心理压力。通过阴道紧缩术可紧缩阴道周围的平滑肌，提高、恢复阴道内壁的侧压力，维护阴道的生理张力。阴道紧缩术的基本术式分为经阴道内、阴道外切口两类。

（1）经阴道内阴道紧缩术：进入阴道内，在阴道前壁、后壁设计切口（4~6 cm），菱形切除部分黏膜，左右、横向缩缝阴道的肌层，缝合黏膜，留置纱绢。

（2）经阴道外阴道紧缩术：①于阴道外后联合 V 形切开皮肤、黏膜，潜行钝性分离后壁，深 4~6 cm。提起后壁，逐层缝合两侧的肌层，缩小阴道，留置纱绢。②阴唇沟埋线缩阴术、阴唇沟切口缩阴术，阴道外设计切口，于大小阴唇沟切口进入、分离肌层，用 3-0 可吸收线由上端至下端缝合，紧缩阴道。

2. **常见并发症**·包括切口出血、阴道紧缩深度不足、阴道紧缩过度，需要关注以下细节：

（1）宜在直视下缝合切口，并在切口的两端加缝一针。

（2）紧缩的有效深度应距离阴道口 4 cm 以上。

（3）术前充分了解对阴道紧缩程度的要求，可以做 3 个大小不等的纸筒，任其选择，确认大小。

（4）一般术后留有 1 指半为度，如遇紧缩过度，一般 3~6 个月会改善，不必处理。

3. **术式选择**

①轻度阴道松弛（分娩一胎或二胎），首选阴道外侧方切口。②中度阴道松弛（分娩二胎），首选阴道外 V 形切口。③重度阴道松弛（分娩三胎及以上），首选阴道内、外综合切口。④阴道合并会阴撕裂者，首选综合切口及局部转移皮瓣修复。详见图 6-44。

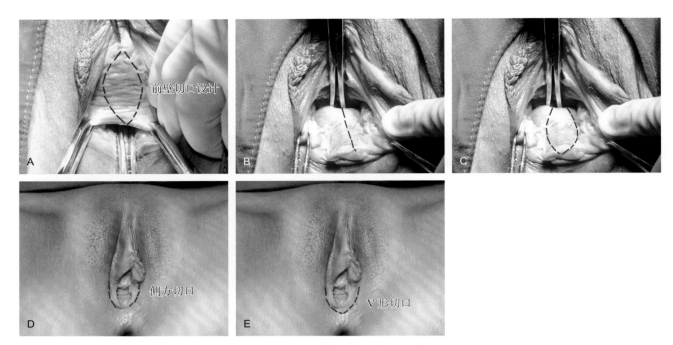

图 6-44　阴道紧缩术式切口设计
A.前壁切口设计；B.后壁纵向切口；C.后壁梭形切口；D.阴道外侧方切口；E.阴道外 V 形切口

（一）阴道前、后壁紧缩术

阴道前、后壁紧缩术通过阴道前壁或后壁，采用线材、人工材料埋置，或经有切口的手术切开、分离组织、缝合等方法，达到紧缩阴道的效果。

1.**阴道后壁紧缩术（埋线法）**·本术式的原理与经阴道内阴道紧缩术相同，于阴道后壁做埋线紧缩，达到紧缩阴道的效果。典型病例及分析详见病例 26。

【病例 26】
· 病史介绍：女性，32 岁，分娩一胎，阴道松弛。
· 手术方法：阴道后壁埋线紧缩术。
· 手术步骤：①定点，标记阴道前庭的范围。②以后壁为平面进入皮肤，走行于后壁的阴道黏膜，做环绕的荷包形缝合。③收紧、打结，埋藏线结于皮下。详见图 6-45。

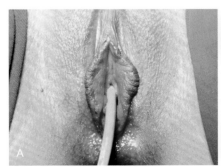
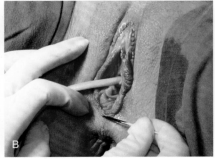
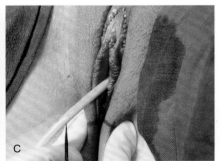

图 6-45　阴道后壁埋线紧缩术修复阴道松弛
A.插入导尿管；B.设计（阴蒂包皮切除术后）；C.测试缩阴张力

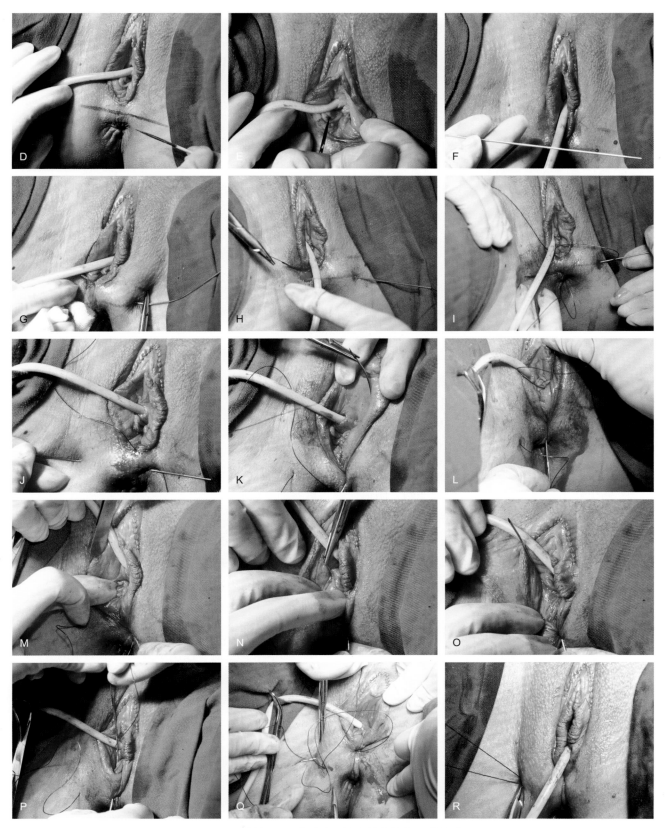

图 6-45（续） 阴道后壁埋线紧缩术修复阴道松弛

D. 会阴中线；E. 设计出针点；F. 使用导针；G. 皮肤进针；H. 黏膜出针；I. 再次穿入；J. 导入线材；K. 旋转向上；L. 穿出黏膜；M. 转向右上；N. 黏膜出针；O. 右侧线程；P. 导入缝线；Q. 线头会师；R. 抽紧打结

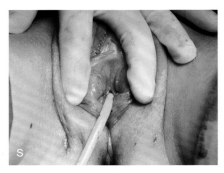
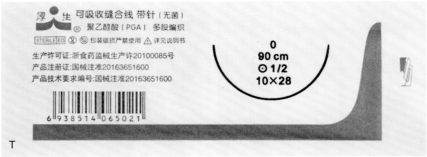

图 6-45（续） 阴道后壁埋线紧缩术修复阴道松弛
S.剪线术毕；T.0 号可吸收线材

治疗体会

○ 埋线法紧缩阴道近期效果与切开法接近，远期效果不如切开法。

○ 近期有效（3 个月），远期无效（大于 3 个月）。

* 术后随访：恢复良好，效果一般。
* 注意事项：①缝线走行应在黏膜深层，避免浅化后外露。②缝线应收紧确切，以防外露、勾线。

2. 阴道前、后壁紧缩术（经阴道切口） 本术式通过缩短阴道前、后壁的距离，达到缩短阴道周径、缩阴的目的。典型病例及分析详见病例 27 和病例 28。

【病例 27】

* 病史介绍：女性，35 岁，分娩一胎，阴道松弛，可容纳 3 指。
* 手术方法：阴道前、后壁紧缩术（经阴道切口）。
* 手术步骤：①前壁紧缩术：插入导尿管，纵向切开前壁黏膜 2~3 cm，向两侧分离，拉拢两侧的肌层组织，用可吸收缝线间断缝合。②后壁紧缩术：于阴道后壁纵向切开前壁黏膜约 4 cm，横向分离，用镊子测试肌层的松弛程度，切除多余的后壁黏膜，间断缝合，紧缩阴道后壁肌层，缝合黏膜创口。详见图 6-46。
* 术后随访：手术效果佳，愈合良好。
* 注意事项：①紧缩的程度以留有一指半口径为参考。②本术式更适合以阴道纵向松弛为主的患者。

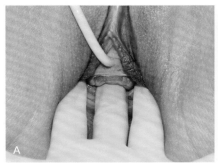
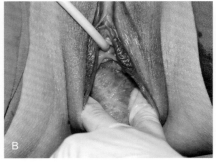
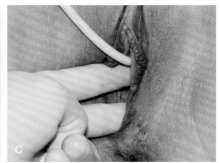

图 6-46 阴道前、后壁紧缩术（经阴道切口）修复阴道松弛
A、B.横向容 3 指；C.纵向容 2 指

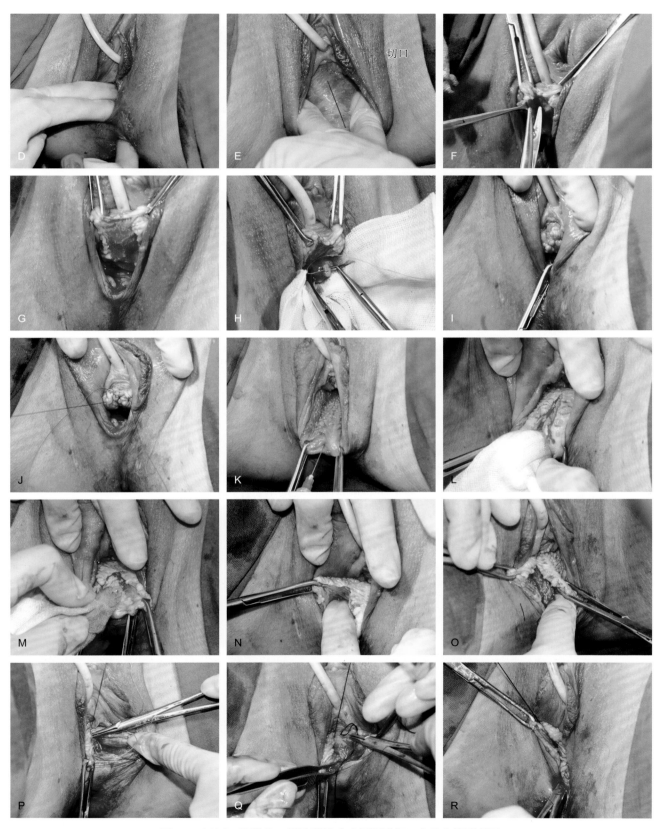

图 6-46（续） 阴道前、后壁紧缩术（经阴道切口）修复阴道松弛
D. 纵向容 2 指；E. 前后壁切口；F. 切开前壁；G. 分离黏膜；H. 5-0 可吸收线缝合组织深层；I. 逐层缝合；J. 缝合黏膜；K. 提起后壁；
L. 切开黏膜；M. 分离黏膜下层；N. 潜行剥离；O. 根据需要确定剥离范围；P. 重叠缝合；Q. 加强缝合；R. 剪去多余黏膜

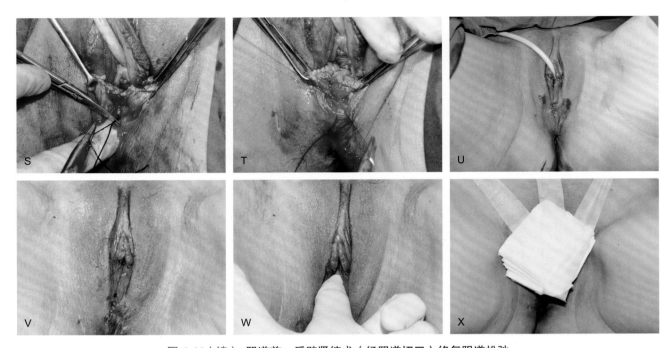

图 6-46（续） 阴道前、后壁紧缩术（经阴道切口）修复阴道松弛

S. 剪断缝线；T. 逐层缝合，封闭创面；U. 同步小阴唇缩小（略）；V. 拔除导尿管，术毕外形；W. 测试：容纳 1 指；X. 敷料覆盖

【病例 28】

- 病史介绍：女性，42 岁，阴道松弛要求修复。
- 手术方法：阴道前、后壁紧缩术。
- 手术步骤：同病例 30，详见图 6-47 和图 6-48。
- 术后随访：术后外形良好，但病例术后效果有限，一般为 6~12 个月。

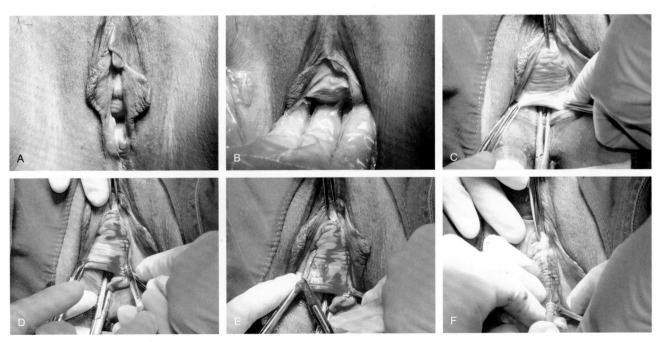

图 6-47 阴道前、后壁紧缩术修复阴道松弛（前壁）

A. 术前外形；B. 横向容纳 3 指；C. 显露前壁；D. 切开前壁黏膜；E. 确定切除范围；F. 切除黏膜

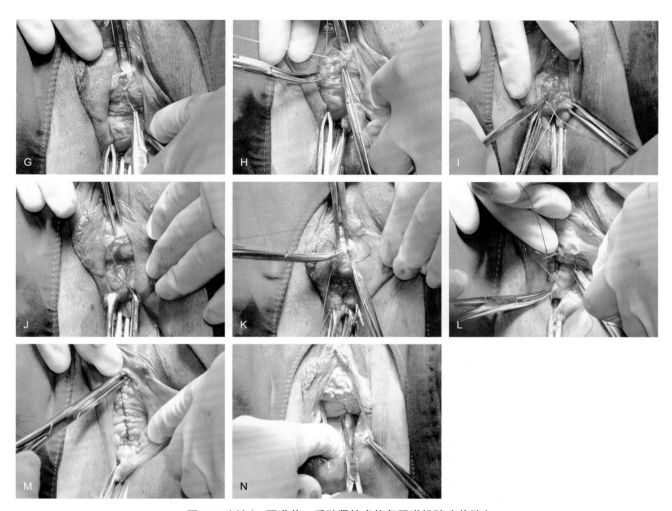

图 6-47（续） 阴道前、后壁紧缩术修复阴道松弛（前壁）

G. 缝合、紧缩黏膜；H. 分层缝合；I. 连续缝合；J. 继续缝合；K. 缝合黏膜；L. 连续缝合；M. 缝合完成；N. 观察前壁

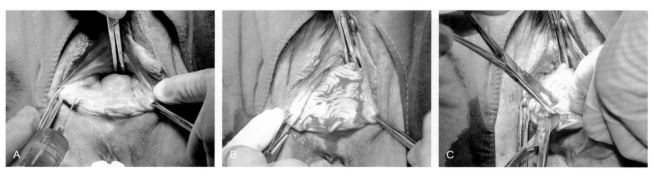

图 6-48 阴道前、后壁紧缩术修复阴道松弛（后壁）

A. 显露后壁；B. 确定范围；C. 分离后壁

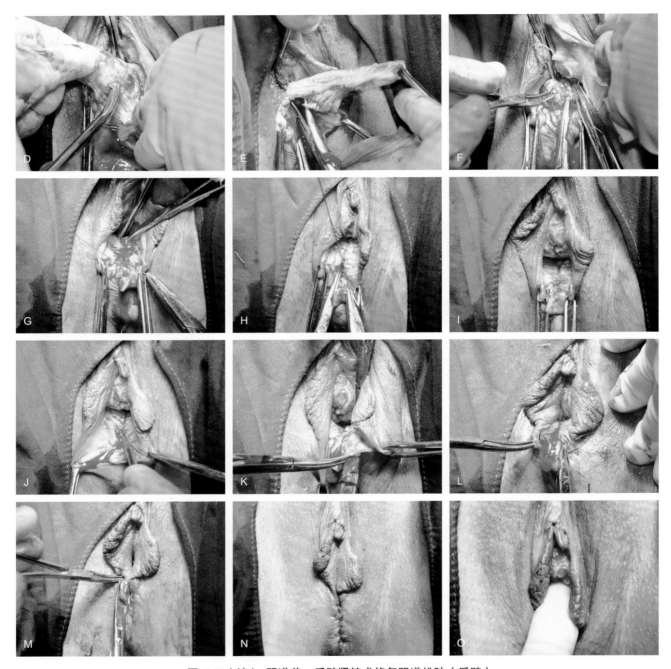

图 6-48（续） 阴道前、后壁紧缩术修复阴道松弛（后壁）
D. 掀起后壁；E. 切除后壁；F. 缝合、紧缩黏膜下层；G. 连续缝合；H. 缝合黏膜层；I. 提起黏膜；J. 修整黏膜；K. 切除黏膜；L. 缝合黏膜；M. 缝合皮肤；N. 术毕外形；O. 紧缩成容纳 1 指

治疗体会

- 本术式通过缩短阴道前、后壁的横径达到紧缩阴道的目的，有一定的效果，但手术理念存在置疑，紧缩的阴道周径不足以达到完善的效果。
- 推测效果有限的原因可能是分娩后阴道肌层松弛的主要方向或空间是阴道横向的松弛，纵向并不很松弛。因此，阴道紧缩术的重点应该是封闭横向潜在的腔隙。

3. 阴道外 V-Y 切口缩阴术 · 本术式通过经阴道外在阴唇后联合做 V 形切口，而后行 Y 形缝合，从而达到紧缩阴道的目的。本术式为不进阴道手术，不切除阴道黏膜，手术以收紧阴道后壁的肌层达到缩阴的目的，符合阴道构件原理。典型病例及分析详见病例 29 至病例 33。

【病例 29】

· 病史介绍：女性，41 岁，分娩二胎，阴道松弛，可容纳 3 指。
· 手术方法：阴道外 V 形切口缩阴术。
· 手术步骤：①于阴道外后联合皮肤、黏膜交界线 V 形切开，单侧长度约 2.5 cm。②分离皮下、肌层，深约 4 cm。③提起后壁，用可吸收线间断缝合，紧缩阴道后壁肌层，缝合黏膜创口。详见图 6-49。
· 术后随访：效果良好，无并发症。
· 注意事项：①操作需钝性分离。②注意缝针强度，避免折针。③一旦折针，切勿惊慌，首先暴露创口，直视下用食指触摸折针的位置，轻巧取出。

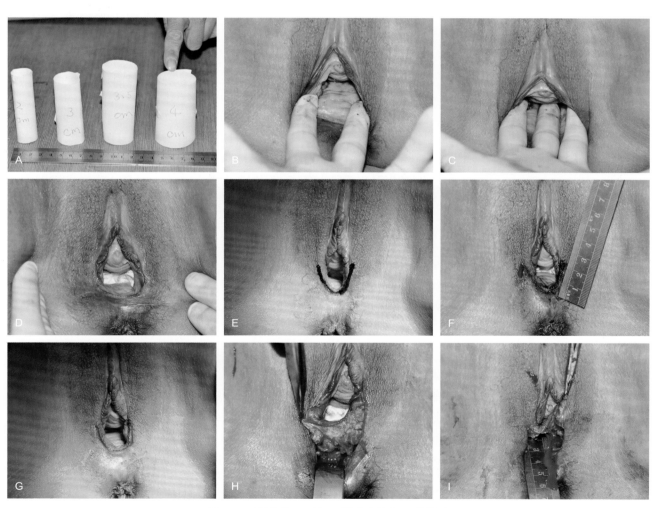

图 6-49　阴道外 V 形切口缩阴术修复阴道松弛

A. 模拟、选择阴道大小；B. 显露阴道后壁；C. 松弛可容纳 3 指；D. 纱布填塞；E、F. 切口设计，长约 2.5 cm；G. V 形切开；H、I. 潜行分离，深约 4 cm

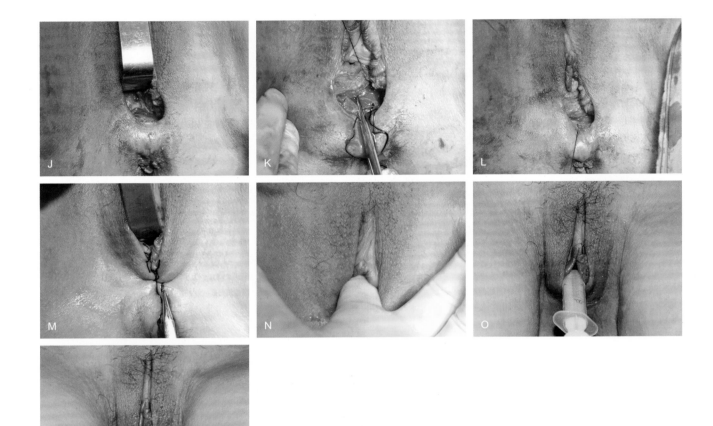

图 6-49（续） 阴道外 V 形切口缩阴术修复阴道松弛
J. 提起组织；K. 横向紧缩缝合；L. 逐层间断缝合；M. 皮肤缝合；N. 收紧成容纳 1 指大小；O. 模拟阴道大小；P. 2 周后拆线，愈合良好

治疗·体会

◦ 本术式不经阴道，于阴唇后联合作切口，潜行横向分离，缩缝两侧的肌层，缩小阴道的周径。

【病例 30】

- 病史介绍：女性，36 岁，分娩一胎，阴道松弛，可容纳 3 指。
- 手术方法：阴道外 V 形切口缩阴术。
- 手术步骤：同病例 29，详见图 6-50。
- 术后随访：一期愈合，外形良好。
- 注意事项：术中后壁分离的长度与阴道横向宽度相等。

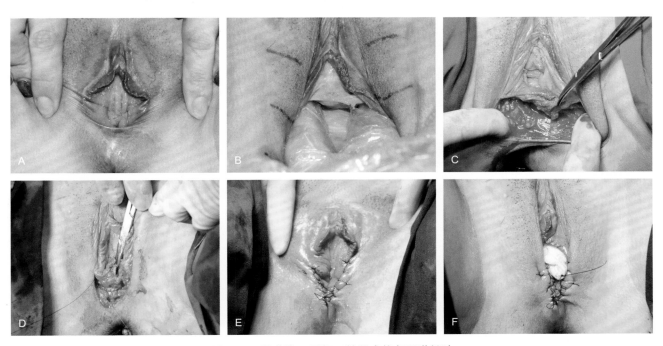

图 6-50 阴道外 V 形切口缩阴术修复阴道松弛
A. 术前形态；B. 松弛可容纳 3 指；C. 切开分离；D. 左右收紧缝合；E. 皮肤缝合；F. 术毕外形

【病例 31】

- 病史介绍：女性，29 岁，分娩二胎，有侧切手术史，阴道松弛，可容纳 4 指。
- 手术方法：阴道外 V 形切口缩阴术。
- 手术步骤：同病例 32，详见图 6-51。术中同时修复阴道侧切后瘢痕。
- 术后随访：愈合良好，恢复顺利。

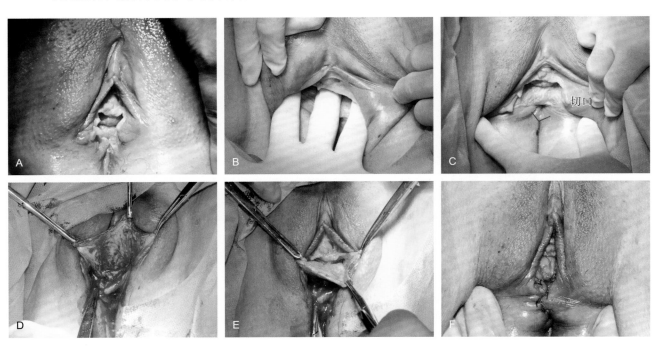

图 6-51 阴道外 V 形切口缩阴术修复阴道松弛
A. 术前形态；B. 松弛可容纳 4 指；C. 切口设计；D、E. 切开分离，深达 4 cm；F. 横向紧缩缝合

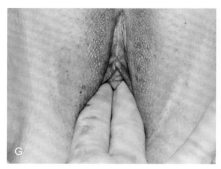
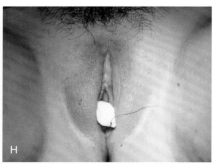

图 6-51（续） 阴道外 V 形切口缩阴术修复阴道松弛

G. 术毕缩至 2 指；H. 留置纱绢

【病例 32】

- 病史介绍：女性，25 岁，分娩二胎，阴道松弛，可容纳 4 横指。
- 手术方法：阴道外 V 形切口缩阴术。
- 手术步骤：同病例 29，详见图 6-52。术中同时修复阴道口，并且抬高、紧缩阴道外口。
- 术后随访：阴道口形态良好，紧缩效果满意。

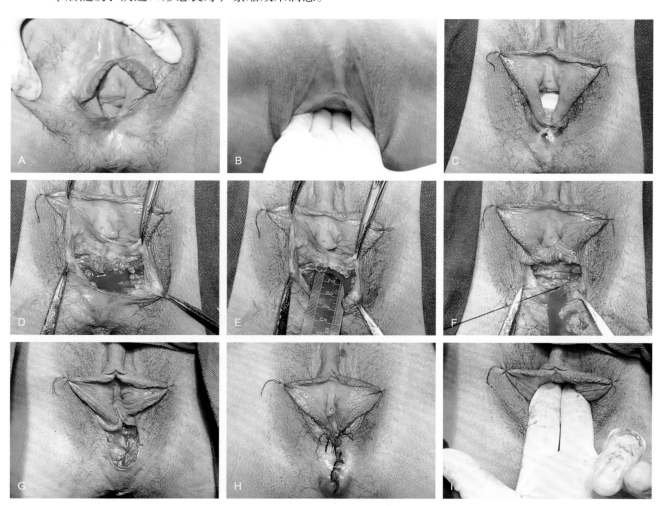

图 6-52 阴道外 V 形切口缩阴术修复阴道松弛

A. 术前外形；B. 松弛可容纳 4 指；C. V 形切口；D、E. 切开分离，深约 4 cm；F. 左右紧缩缝合；G. 缝合肌层；H. 缝合皮肤，术毕；I. 紧缩至可容纳 2 指

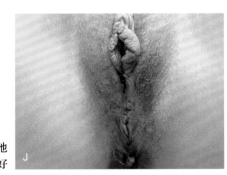

图 6-52（续） 阴道外 V 形切口缩阴术修复阴道松弛
J. 术后 11 天，愈合良好

【病例 33】

- 病史介绍：女性，35 岁，分娩二胎，阴道外口有撕裂瘢痕。
- 手术方法：阴道外 V 形切口缩阴术。
- 手术步骤：同病例 29，详见图 6-53。术中同时修复阴道口，并且抬高、紧缩阴道外口。
- 术后随访：阴道紧缩，效果满意，外口美观。

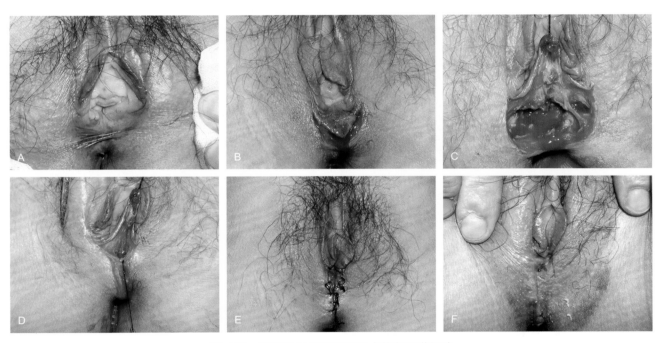

图 6-53 阴道外 V 形切口缩阴术修复阴道松弛
A. 术前形态；B. V 形切开；C. 潜行分离；D. 横向缝合、紧缩；E. 皮肤缝合；F. 术后 1 周，外阴口缩小

治疗体会

- 阴道外 V-Y 切口缩阴术的优点：①该设计为清洁切口，可降低污染的风险。②紧缩的层次是构筑阴道结构的肌层，紧缩作用更为可靠。③如遇有阴道侧切史，可以同时修复阴道外口。
- 阴道外 V-Y 切口缩阴术的缺点：仅紧缩阴道后壁，对阴道整个周径来说作用有限。
- 本术式不进阴道，于阴唇后联合做切口，潜行横向分离，缩缝两侧肌层，缩小阴道的周径。

（二）阴唇沟径路缩阴术

阴唇沟径路缩阴术为笔者结合临床实践，摸索、改良并推崇的缩阴方法。采用阴唇沟切口、径路，封闭、缝合阴道两侧潜在的空隙，缩小阴道周径，从而达到紧缩阴道的目的，可分成埋线法和切开法。

1. 阴唇沟埋线缩阴术·本术式采用埋线于阴唇沟，做双圈荷包的缝合，从而缩小阴道。典型病例及分析详见病例34。

【病例34】

· 病史介绍：女性，42岁，有一次小产史。阴道松弛，横向可容纳3指。

· 手术方法：阴唇沟侧壁埋线缩阴术。

· 手术步骤：以大小阴唇沟为埋线行走路径，从皮肤进针做双圈缝合，以原进针点出针，收紧缝线，打结埋线。对侧同理。详见图6-54、图6-55、视频3-2。

· 术后随访：术后无明显并发症，恢复顺利。

· 注意事项：①术中先测试缝针的强度，选用缝针宜大号，预防折针。②推荐使用缩阴缝合导针（图6-4），安全、方便。

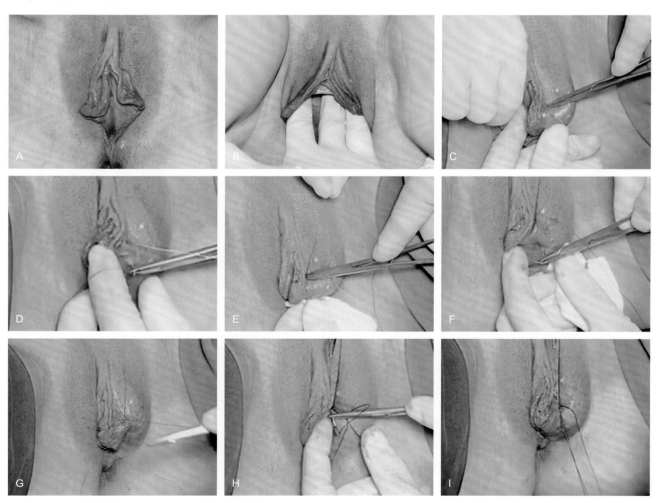

图 6-54　阴唇沟侧壁埋线缩阴术紧缩阴道（左侧）

A. 术前外形；B. 松弛可容纳3指；C. 上端进针；D. 下端出针；E. 再次进针；F. 再次回针向上；G. 出针，形成双圈打结；H. 重复操作；I. 上端进针

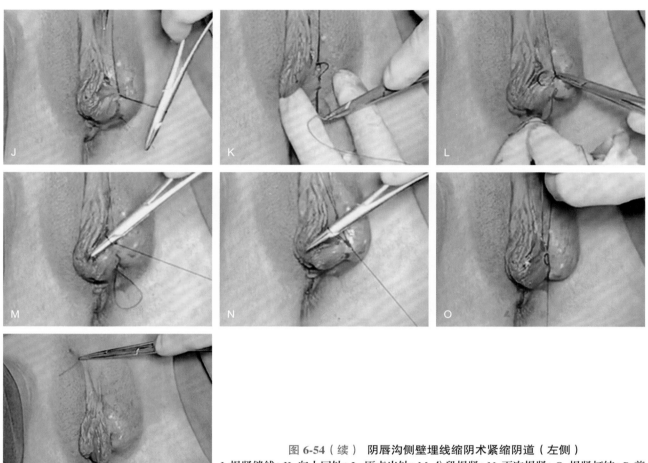

图 6-54（续） 阴唇沟侧壁埋线缩阴术紧缩阴道（左侧）

J. 提紧缝线；K. 向上回针；L. 原点出针；M. 分段提紧；N. 再次提紧；O. 提紧打结；P. 剪线埋结

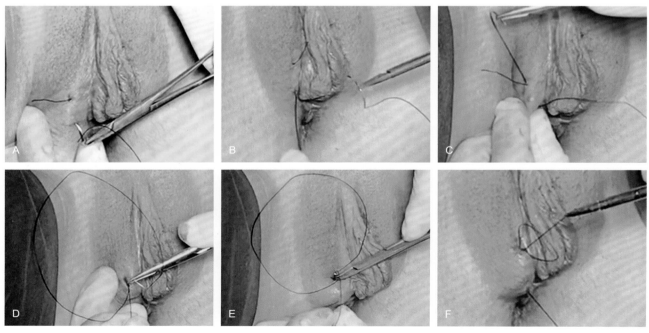

图 6-55 阴唇沟侧壁埋线缩阴术紧缩阴道（右侧）

A. 右侧同理；B. 上进下出；C. 回上出针；D. 再次进针；E. 上进下出；F. 分段提紧

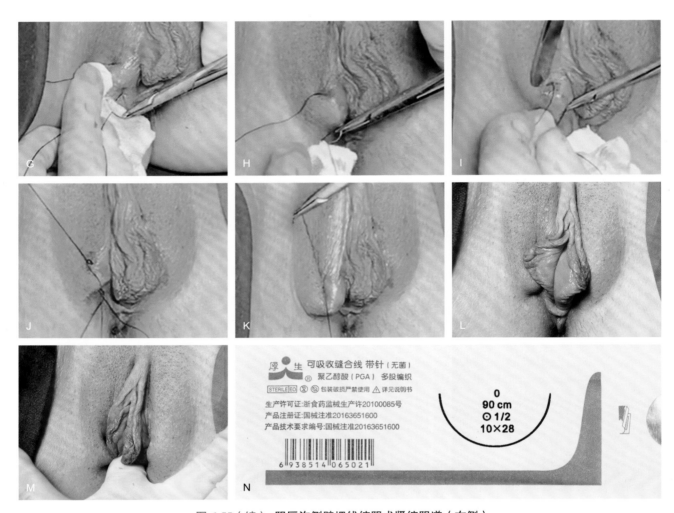

图 6-55（续） 阴唇沟侧壁埋线缩阴术紧缩阴道（右侧）

G. 回针向上；H. 一深一浅；I. 寻找原点；J. 向上回针；K 提紧打结；L. 剪线定形、埋藏线结；M. 紧缩至容纳 1 指；N. 缝合针线

视频 3-2　侧壁埋线缩阴术

治疗体会

○ 阴唇沟埋线术用可吸收缝合线埋于阴道侧壁肌层，采用纵向间断双圈缝合的方法，加强、紧缩阴道侧壁，起到缩阴的目的。

○ 效果短暂，近期有效，随着线材切割作用的消失，缩阴效果也渐渐消失。

2. **阴唇沟侧壁法缩阴术** · 本术式采用切开阴唇沟皮肤，做双圈荷包肌筋膜的缝合、缩小阴道的术式。典型病例及分析详见病例 35 至病例 39。

【病例 35】

- 病史介绍：女性，19 岁，分娩一胎，阴道松弛，横向可容纳 3 指。
- 手术方法：阴唇沟侧壁法缩阴术。
- 手术步骤：①于阴唇沟设计纵向切口（约 2.5 cm），对应阴道前庭位。②纵向分离深层约 4 cm。③用 2-0 可吸收线缝合切口上、下两端，上端尽可能靠近耻骨下支骨膜。详见图 6-56 和视频 3-3。
- 术后随访：缩阴效果明显，但术后局部疼痛明显，持续 2~3 周。
- 注意事项：术后阴道留置纱布卷，留牵引线，固定于大腿内侧，1~3 天后取出。

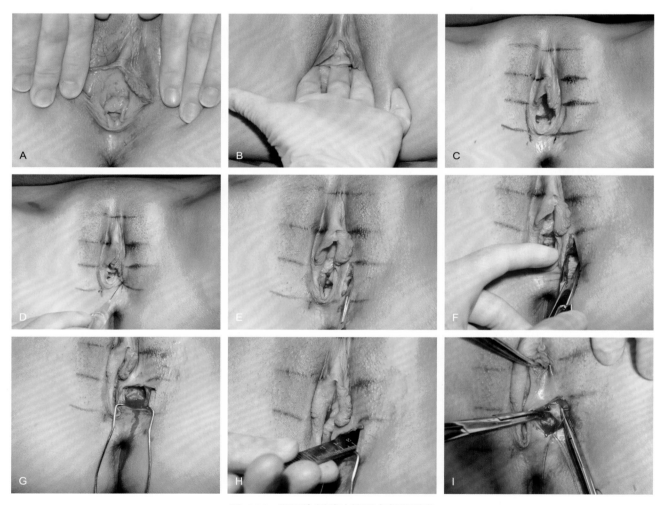

图 6-56 阴唇沟侧壁法缩阴术紧缩阴道

A. 术前外形；B. 可容纳 3 指；C. 切口设计；D. 肿胀麻醉；E. 切开皮肤；F. 分离深层；G、H. 暴露创面，深约 4 cm；I. 牵拉上端，进针

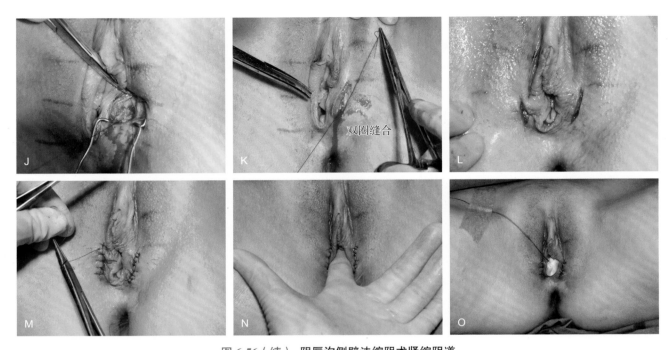

图 6-56（续） 阴唇沟侧壁法缩阴术紧缩阴道

J. 缝合下端；K. 重复双圈缝合；L. 由深至浅，缝合 5~6 针；M. 用 5-0 可吸收线缝合皮肤；N. 术毕时，留容 1 指；O. 留置纱卷、挂线，皮肤外固定

视频 3-3 阴道紧缩术（侧壁法）

【病例 36】

- 病史介绍：女性，31 岁，分娩一胎，阴道松弛，横向可容纳 3 指。
- 手术方法：阴唇沟侧壁法缩阴术（阴道侧壁、后壁紧缩）。
- 手术步骤：同病例 35，详见图 6-57。
- 术后随访：效果良好，外形满意。

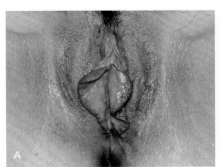
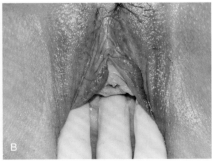
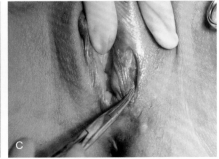

图 6-57 阴唇沟侧壁法缩阴术（阴道侧壁、后壁紧缩）紧缩阴道
A. 术前外形；B. 松弛可容纳 3 指；C. 切开皮肤，纵向分离

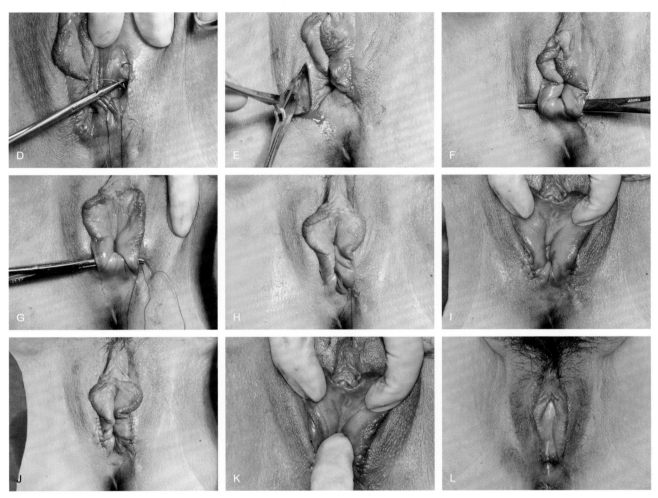

图 6-57（续） 阴唇沟侧壁法缩阴术（阴道侧壁、后壁紧缩）紧缩阴道

D. 上下紧缩，双圈缝合，由深至浅；E. 右侧同理操作；F. 皮下分离；G. 交叉缝合，抬高后壁；H. 收口缝合；I. 皮肤缝合；J、K. 术毕外形，缩成留容 1 指；L. 术后 2 周外形，愈合良好

【病例 37】

- 病史介绍：女性，40 岁，分娩一胎，阴道松弛，横向可容纳 3 指半。
- 手术方法：阴唇沟侧壁法缩阴术。
- 手术步骤：同病例 35，详见图 6-58。
- 术后随访：疗效确切，外形良好。

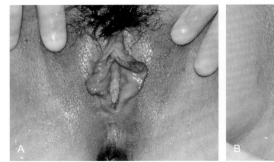
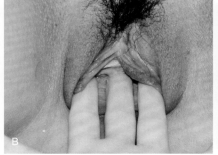
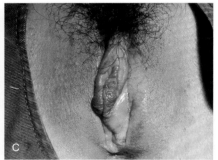

图 6-58 阴唇沟侧壁法紧缩术紧缩阴道

A. 术前外形；B. 松弛可容纳 3 指半；C. 左侧切开

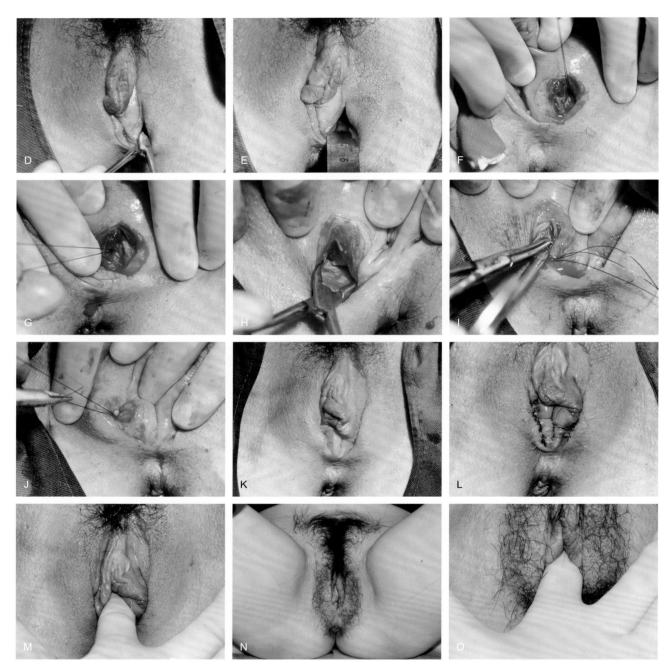

图 6-58（续） 阴唇沟侧壁法紧缩术紧缩阴道

D、E.钝性分离，深达 5 cm；F、G.上、下端肌层做荷包缝合，由深至浅缝，约 5 圈；H、I.右侧同理操作，荷包缝合 5 圈；J.逐层缝合；K.紧缩缝合完成；L.缝合皮肤（灌注亚甲蓝止痛）；M.术毕，容纳 1 指；N.术后半年复查；O.术后半年，保持容纳 1 指

【病例 38】

· 病史介绍：女性，31 岁，分娩二胎，阴道松弛，横向可容纳 3 指。

· 手术方法：阴唇沟侧壁法缩阴术。

· 手术步骤：同病例 35，详见图 6-59。

· 术后随访：一期愈合，缩阴效果良好。

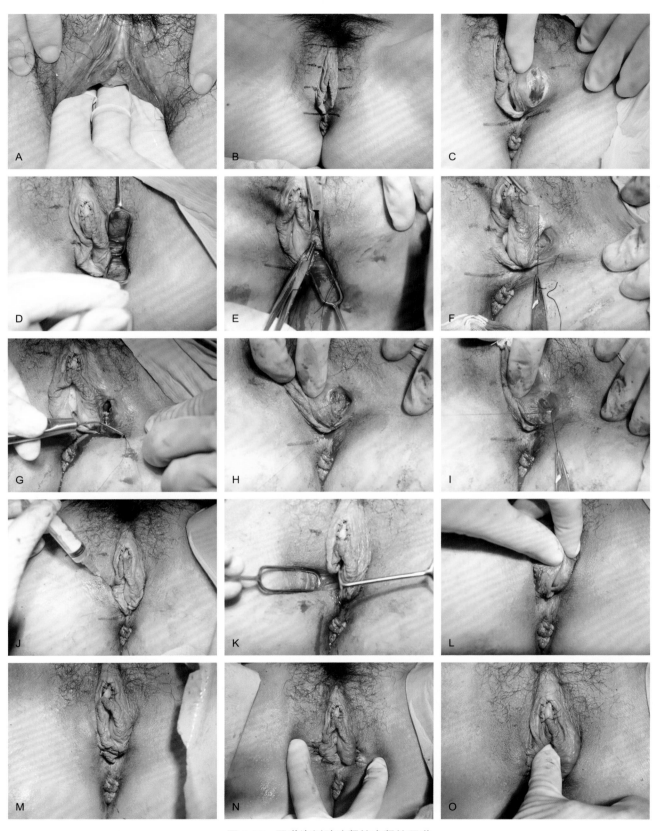

图6-59 阴道沟侧壁法紧缩术紧缩阴道

A. 术前容纳3指；B. 下1/3段为切口的长度；C. 切口皮肤；D. 分离深层，约4cm；E. 纵向（上、下端）缝合肌层；F. 紧缩肌层；G. 用导引针加强缝合；H. 引线出针；I. 缩缝肌层；J. 对侧麻醉；K. 分离深层；L. 缝合肌层（同理）；M. 完成肌层紧缩；N. 缝合皮肤；O. 紧缩成容纳1指

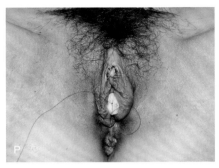
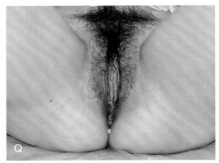
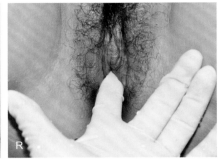

图 6-59（续） 阴道沟侧壁法紧缩术紧缩阴道
P. 留置纱条 1~3 天；Q、R. 术后 7 周的外形，容纳 1 指

【病例 39】

- 病史介绍：女性，48 岁，分娩一胎，阴道松弛，横向可容纳 2 指半。
- 手术方法：阴唇沟侧壁法缩阴术。
- 手术步骤：同病例 35，详见图 6-60。
- 术后随访：疗效确切。

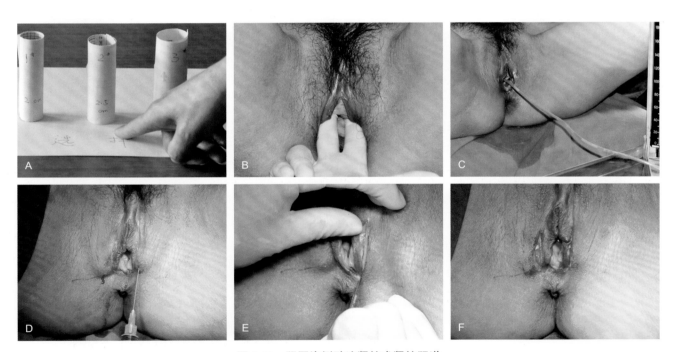

图 6-60 阴唇沟侧壁法紧缩术紧缩阴道
A. 选择需要的大小；B. 术前容纳 2 指半；C. 术前测压；D. 局部麻醉；E. 切开皮肤；F. 双侧同步处理

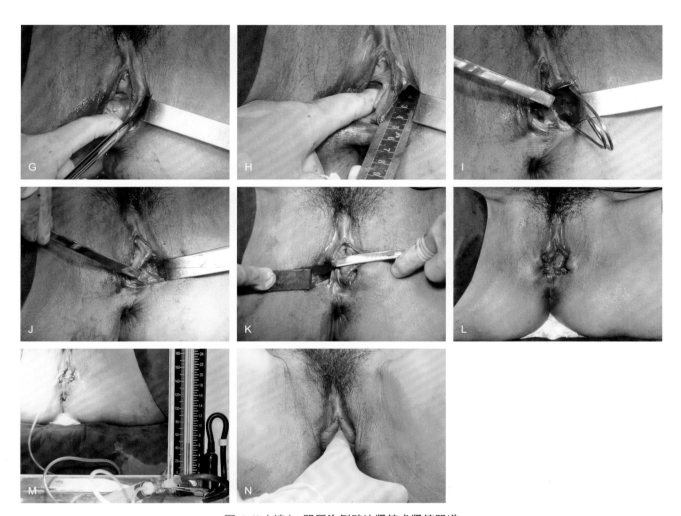

图 6-60（续） 阴唇沟侧壁法紧缩术紧缩阴道
G、H. 侧壁分离，深达 4 cm；I. 暴露深层；J. 肌层缝合；K. 双侧同理缝合；L. 缝合皮肤，术毕；M. 术后测压；N. 缩紧成容纳 1 指

治疗体会

- 分娩后阴道肌层松弛的主要方向或空间是阴道横向的松弛，纵向并不很松弛，因此，阴道紧缩术的重点是封闭横向的潜在的腔隙。
- 纵向紧缩术阴道紧缩的效果大于横向紧缩术，所以推荐采用阴唇沟切口缩阴术。
- 阴道外（阴唇沟）切口紧缩术特点：①不经阴道入路，不切除阴道黏膜。②经阴道外的阴唇沟纵向切口，加强、紧缩阴道侧壁的肌层，达到缩阴的目的。③当后壁有侧切史者，可以加强后壁的修复。
- 后联合切口径路的缩阴术优点在于可以同时修补原有阴道侧切术后或有阴道撕裂的情况。
- 当阴道松弛严重，可以对后壁、侧壁同时紧缩缝合术，疗效更为确切。
- 缩阴疗效持续时间较长，术中创面用亚甲蓝冲洗止痛。

特别强调

○ 质疑：对阴道前、后壁缩阴术的效果持怀疑态度，不能被外阴形态呈纵向菱形的形态所迷惑。阴道形态实际是横向椭圆形，松在两侧，不是前后。

○ 推崇：阴道外阴唇沟（侧壁）缩阴术（图 6-61）。

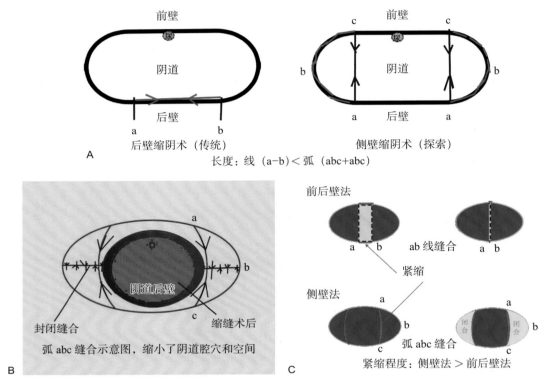

图 6-61　两种缩阴术式的分析与比较（结论：质疑传统术式，推崇侧壁缩阴术）

（三）常见并发症

术后阴道创面出血是急诊最常见的并发症，常位于阴道后壁的创面。由于渗血缓慢，可能术后数天才被发现，一旦发现需要及时地处理。

缩阴术后出血的常见原因：①因麻醉不够充分，草草收场，止血不彻底。②部位深，暴露不足，视野不清（拉钩、光源问题）。③未留置纱条填塞，少了一次防止出血的保障。④常见出血点一般位于切口的两端，因为动脉压（张力）高，容易在此出血。对策：两端前加缝一针。典型病例及分析详见病例 40。

【病例 40】

• 病史介绍：女性，21 岁，分娩一胎，阴道后壁紧缩术后 4 天，阴道持续渗血。

- 手术方法：阴道后壁清创缝合术。
- 手术步骤：用扩阴器撑开阴道，可见阴道后壁有一活动性出血，用 3-0 可吸收线缝扎止血，冲洗阴道，纱布填塞。纱布 48 小时后取出，局部清洁卫生。详见图 6-62。
- 术后随访：恢复顺利，2 天后取出纱布，愈合良好。
- 注意事项：①暴露阴道，需要在视野清楚、直视下操作。②缝针宜深，包括黏膜、肌层。③留置纱卷条，压迫止血。

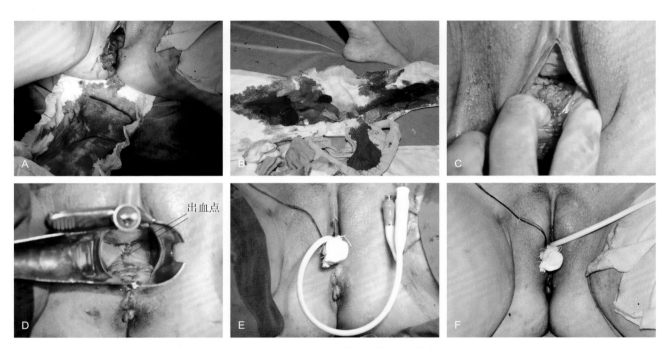

图 6-62　阴道后壁清创缝合术修复阴道出血

A. 缩阴术后 4 天，阴道出血；B. 大块淤血；C. 阴道后壁创口裂开；D. 见活动性出血点，缝扎止血；E. 止血后，留置纱布卷；F. 术毕，线扎纱布、固定

治疗体会

- 黏膜切除是便于手术操作，没有缩阴作用。
- 缩阴的作用主要依赖阴道肌层的紧缩。
- 阴道后壁的创面需止血确切，应在直视下彻底止血。
- 对切除前、后壁黏膜缩阴的手术效果持怀疑态度。缩阴效果重点在外口，旨在追求阴道深部缩小的方法，是徒劳且不必要的。这如同倒置的葫芦空间，只能紧缩葫芦的颈脖段，紧缩不了葫芦的壶腹部。

第七节·阴唇后联合短缩

一、概述

小阴唇延续向下至阴唇系带，成为阴唇后联合即唇后联合（posterior labial commissure），位于肛门前方约 3 cm 处。当后联合短缩时，性交时会引起疼痛（图 6-63）。

二、阴唇后联合延长术

阴唇后联合过短会引起性生活疼痛或不适，需要行开大、延长、松解手术。常用的整形手术有阴道后联合延长术（五瓣成形术）、Z 字改形术、直切横缝术等，其中五瓣成形术更为符合整形外科理念。各瓣膜分离后，需缝合深、浅两层，深层用可吸收线，浅层可用尼龙线；直切口仅适用于轻度的后联合短缩。详见图 6-64。

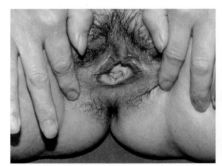

图 6-63　阴唇后联合短缩

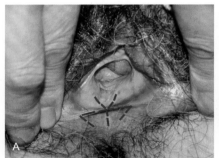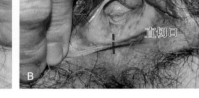

图 6-64　阴唇后联合延长术
A. 后联合松解切口（五瓣法）；B. 直切口

五瓣成形术采用整形外科基本术式，开大、加深蹼状结构，延长、松解阴唇后联合。典型病例及分析详见病例 41。

【病例 41】

• 病史介绍：女性，59 岁，剖宫产二胎，主诉性交时疼痛。临床表现为阴道后联合过短，呈蹼状畸形，尿道口环状束带短缩。

• 手术方法：阴道后联合延长术（五瓣成形术）。

• 手术步骤：①黏膜下用 5-0 可吸收线缝合，层次准确。②黏膜缝合，宜用可吸收线，避免拆线。详见图 6-65。

• 术后随访：愈合良好，术后 4 周可以试着同房。

• 注意事项：松解束带时需彻底。

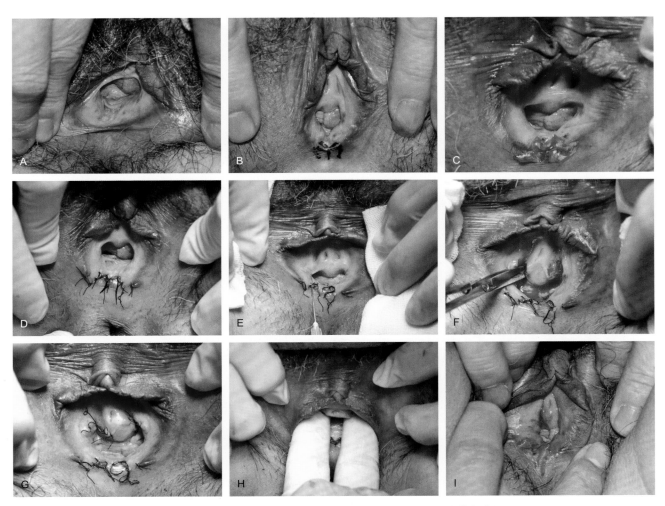

图 6-65　阴道后联合延长术（五瓣成形术）修复阴唇后联合过短

A. 阴道口环状缩窄；B. 松解切口设计（五瓣法）；C. 切开皮肤、黏膜；D. 插入缝合；E. 束带麻醉；F. 左右竖切；G. 横缝，延长周径；H. 扩大后能容纳 2 指；I. 1 周拆线，愈合良好

> **治疗体会**
>
> ◦ 五瓣成形术与直切横缝的术式比较，前者更符合整形外科的理念，修复形态更为自然，且疗效确切。

第八节 · 小阴唇平坦、缺如

一、概述

　　患者若小阴唇因缺如、平坦、不美而要求重建、修复，可选择小阴唇重建术，采用局部皮肤做皮下隧道分离，扩张皮肤，堆积式固定、缝合，形成小阴唇。

二、手术方法

典型病例及分析详见病例 42。

【病例 42】

* 病史介绍：女性，55 岁，分娩一胎，小阴唇缺如、平坦，阴蒂隐匿，要求美容阴唇。
* 手术方法：小阴唇重建术（阴蒂包皮切除术）。
* 手术步骤：①于小阴唇皮下潜行分离，剔除皮下脂肪，贯穿埋线、固定。②松解阴蒂包皮，用 5-0 可吸收线缝合，免于拆线。详见图 6-66。
* 术后随访：恢复顺利，形态良好。
* 注意事项：①本术式较易复发，以选用吸收时间较长的线材为宜。②或选用小阴唇根部做点状切口，贯穿缝合，以防复发。③剔除皮下脂肪，使两层皮肤紧贴、黏合，预防复发。

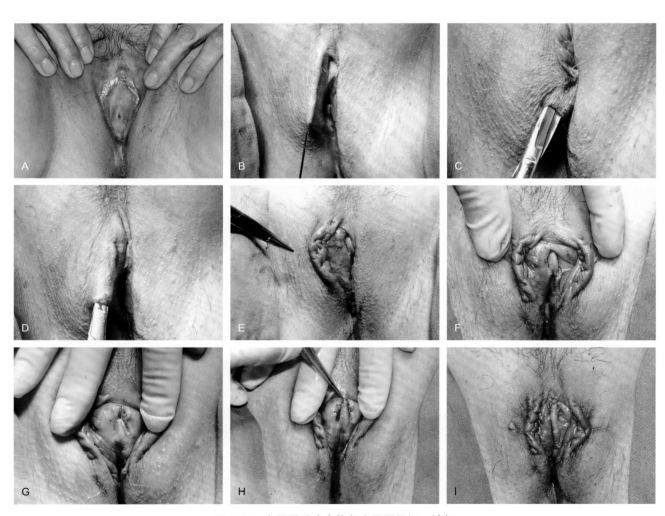

图 6-66 小阴唇重建术修复小阴唇平坦、缺如

A. 术前形态；B. 皮下穿刺，提起皮肤；C. 锐性分离；D. 钝性分离；E. 贯穿埋线，缝合固定；F. 对侧同理；G. 松解阴蒂包皮；H. 缝合固定；I. 术毕形态

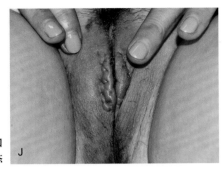

图 6-66（续） 小阴唇重建术修复小阴唇平坦、缺如
J. 术后 1 周形态

治疗体会

○ 利用阴唇皮肤，潜行分离时需要充分，术中皮内缝合固定需可靠。

○ 术中的皮下缝合固定需可靠，不然容易回缩，导致形态复原。

第九节 · **阴道缺如（石女症）**

一、概述

女性进入青春期后未见月经来临，性交困难，应筛查是否无阴道，可经阴道镜、四维彩超、染色体、激素等检查，比较容易诊断，体检时未见阴道（图 6-67）。

二、阴道再造术

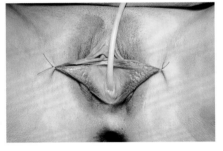

图 6-67 有尿道，未见阴道

先天性阴道闭锁、缺损畸形的阴道再造，对于阴道闭锁者需要先了解是否存在潜在的阴道，继而开展阴道开口、成形术，而对无阴道者，需要开口、造穴、阴道内壁的修复。整形外科的修复材料、取材部位有口腔黏膜、局部黏膜瓣、阴股沟皮瓣或腹膜或结肠等。详见图 6-68。

（1）一般于阴道外口设计横向或 X 形切口。局部肿胀麻醉，便于分离。

（2）切开黏膜，钝性向深层两侧分离，用食指向两侧、深层推进、剥离，深达 8~11 cm。

（3）选用、切取阴股沟皮瓣，通过皮下隧道翻转皮瓣，植入分离的腔穴，从而形成阴道；或切取口腔黏膜，包裹阴道模具，植入腔穴，1~2 周取出模具。

（4）术后 6 个月内需佩戴阴道模具。

常见并发症 包括皮瓣失活、瘢痕挛缩、阴道缩小和阴道出血，术中需要关注以下细节：

（1）术中观察皮瓣血运，确认血供良好时植入备植腔内。

（2）长期佩戴阴道模具，以防阴道缩小。

（3）阴道出血：术后早期的出血需及时局部填塞、压迫止血；远期的出血可能有创面裸露，可以补充植皮片处理。

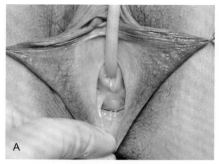
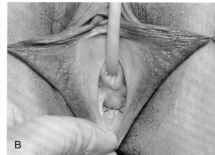
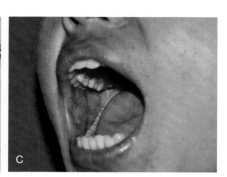
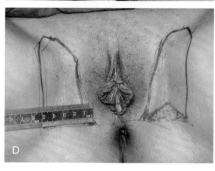

图 6-68　阴道再造术（阴道切口及取材部位）
A. 阴道造穴横向切口；B. 阴道造穴 X 形切口；C. 口腔黏膜切取的切口（2 cm×6 cm）；
D. 阴股沟皮瓣切口设计

1. 口腔黏膜移植阴道再造术 · 切取口腔的黏膜作为修复新造阴道腔穴的创面材料，术后长时间（6 个月）佩戴阴道模具，该术式简单、方便且损伤小。典型病例及分析详见病例 43。

【病例 43】

· 病史介绍：女性，21 岁，胸部乳房发育良好，外阴未见阴道开口，B 超检查未发现有潜在阴道。

· 手术方法：口腔黏膜再造阴道术。

· 手术步骤：①于口腔两侧面，切取 2 条黏膜（6 cm×2 cm）。②制作阴道模具，选用阴茎套，内置烟卷式纱布，将切取的黏膜固定之上，备用。③于阴道外口横向切开黏膜，钝性分离向深层、两侧造穴，将制备的黏膜模具置入腔穴内，外口缝线固定。④敷料覆盖，维持 1~2 周。详见图 6-69。

· 术后随访：愈合良好，外形、功能满意。口腔创面一期愈合，4 周后恢复张口功能。

· 注意事项：①切取口腔黏膜面积不足，可以开孔扩大面积和利用小阴唇黏膜补齐不足。②切取口腔黏膜时需避开腮腺导管开口，黏膜的宽度不超过 2 cm，以免影响张口功能。③术后坚持佩戴阴道模具 6 个月以上，以后视情况间隙佩戴。

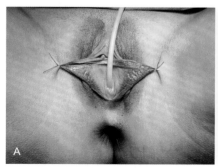
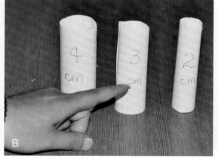
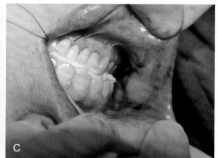

图 6-69　口腔黏膜移植阴道再造术
A. 阴道缺损；B. 选择合适的大小；C. 口腔黏膜

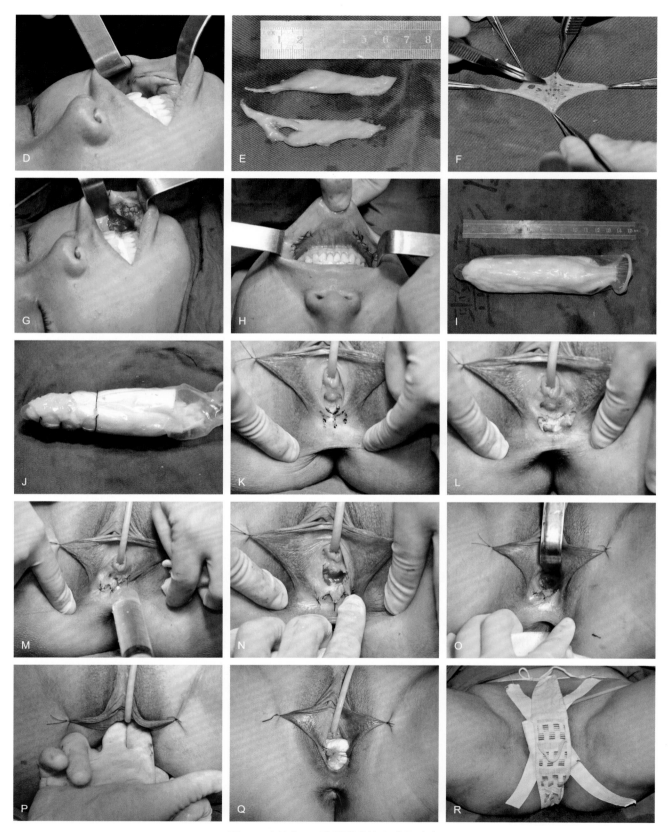

图 6-69（续） 口腔黏膜移植阴道再造术

D、E. 切取 2 块黏膜（6 cm×2 cm）；F. 开洞扩面；G. 供区创面；H. 缝合创面；I. 制作模具；J. 黏膜包裹模具；K. 五瓣设计；L. 切开松解；M. 间断缝合；N. 横向切开；O、P. 制作腔穴，容纳 2 指；Q. 置入黏膜模具；R. 覆盖固定

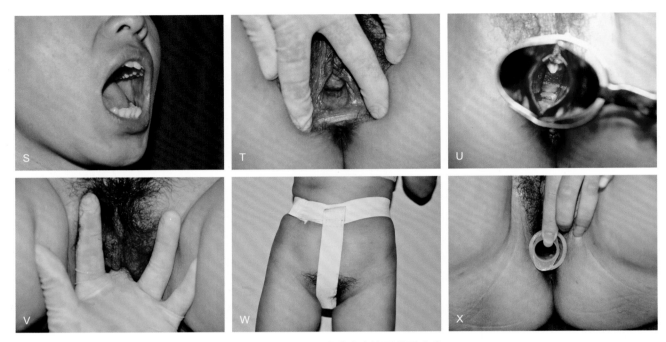

图 6-69（续） 口腔黏膜移植阴道再造术

S. 术后 3 个月，口腔创面愈合；T. 再造阴道；U. 阴道内壁，黏膜生长良好；V. 可容纳 1 指；W. T 形吊带固定，6 个月以上；X. 佩戴模具（图 6-23）

2. 阴股沟皮瓣再造术·本术式选用阴股沟作为皮瓣的供区，修复新建阴道。该术式具有皮瓣血供可靠、供区与受区邻近、操作方便等优点，但留有局部明显的瘢痕。典型病例及分析详见病例 44 和病例 45。

【病例 44】

• 病史介绍：女性，24 岁，胸部乳房发育一般，先天无阴道，排除潜在阴道。

• 手术方法：阴股沟皮瓣再造阴道术。

• 手术步骤：①切开阴道外口，向两侧和深部钝性分离深达 9 cm。②于阴股沟两侧设计皮瓣（9 cm×4.5 cm）。③切取阴股沟皮瓣，向阴道口转移皮瓣，翻转皮瓣制成囊袋状，植入造穴腔内。④敷料覆盖，维持 1~2 周。详见图 6-70。

• 术后随访：愈合良好，恢复顺利。

• 注意事项：①术中注意观察、保证皮瓣蒂部血供。②皮瓣的蒂部宜靠近阴道中线，这样可以缩短与阴道的距离。③皮瓣切取时宜在深筋膜层，注意保护深层的穿支血管，保证皮瓣血供。④术后阴道模具视情况佩戴。

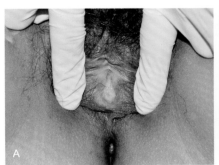
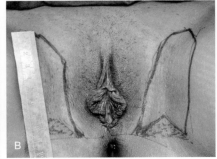
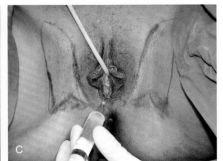

图 6-70 阴股沟皮瓣再造阴道术（病例 1）

A. 术前外形；B. 术前设计（9 cm×4.5 cm）；C. 局部麻醉

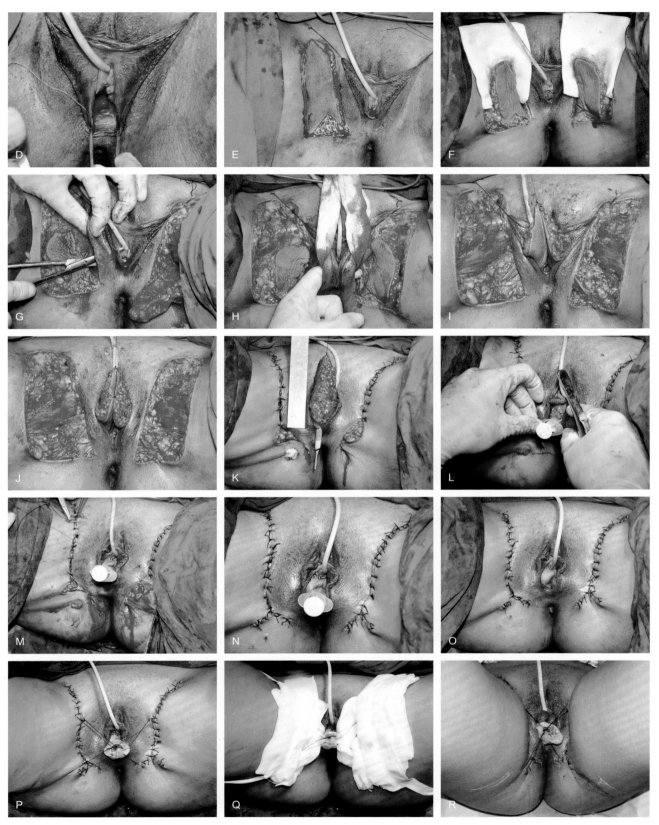

图 6-70（续） 阴股沟皮瓣再造阴道术（病例 1）

D. 切开分离造穴，深达 9 cm；E. 切开皮肤，切除三角形表皮；F. 按设计分别分离左侧和右侧，完整游离；G. 制作隧道；H. 纱条提起，显露，并行术中探查；I. 旋转皮瓣；J、K. 皮瓣缝合，制作囊袋；L. 囊袋插入造穴腔；M. 缝合道口；N. 缝合皮肤、封闭创缘；O. 术毕形态；P. 置入模具，缝线固定；Q. 敷料覆盖；R. 术后 1 周，愈合良好

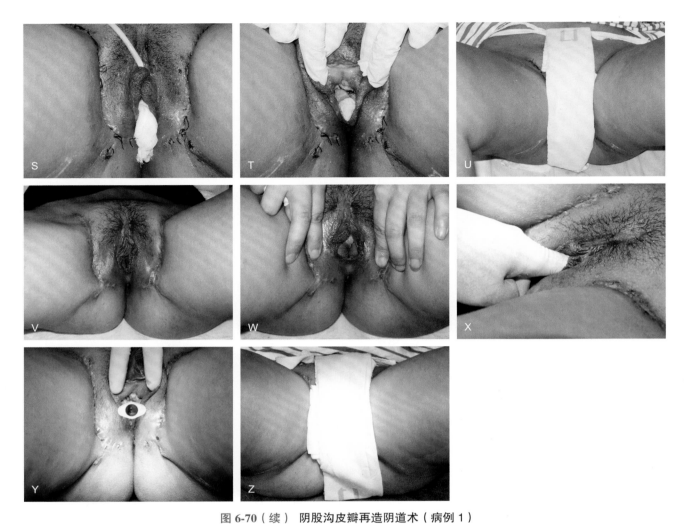

图 6-70（续） 阴股沟皮瓣再造阴道术（病例 1）

S. 油纱更换模具；T. 皮瓣红润；U. 更换吊带；V. 术后 2 周，拆线；W. 皮瓣成活，外形良好；X. 可容纳 1 指；Y. 佩戴模具；Z. 佩戴 T 形吊带

【病例 45】

- 病史介绍：女性，25 岁，先天无阴道，排除潜在阴道。
- 手术方法：阴股沟皮瓣再造阴道术。
- 手术步骤：同病例 44，详见图 6-71。
- 术后随访：一期愈合，外形良好，疗效确切、可靠。
- 注意事项：①设计皮瓣蒂部宜靠近阴道腔穴，便于转瓣。②在肌筋膜下切取皮瓣，注意蒂部的血供。

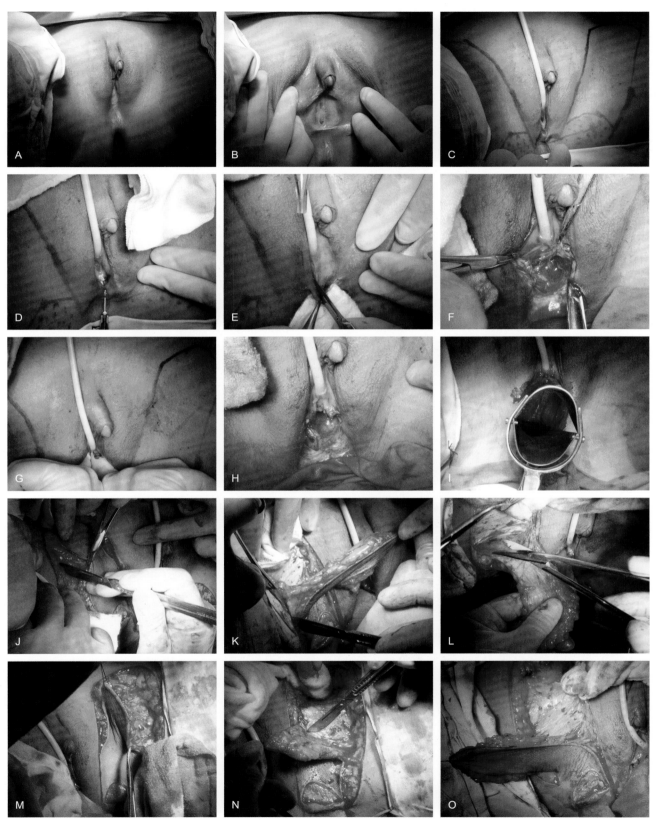

图 6-71　阴股沟皮瓣阴道再造术（病例 2）

A、B. 术前外形，未见阴道；C. 皮瓣设计；D. 局部麻醉；E. 弧形切开；F. 左右分离；G、H. 钝性分离，显露腔穴；I. 窥探深度；J. 切开皮瓣；K. 游离皮瓣；L. 分离蒂部；M. 切开对侧皮瓣；N. 游离皮瓣；O. 掀起皮瓣

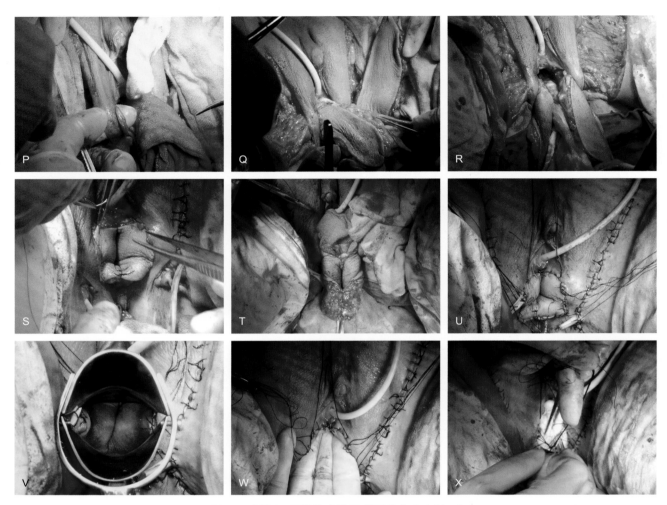

图 6-71（续） 阴股沟皮瓣阴道再造术（病例 2）

P. 皮下隧道；Q. 经隧道转移皮瓣；R. 双侧皮瓣转移；S. 翻转缝合，插入腔穴；T. 形成囊袋；U. 翻转缝合，插入腔穴；V. 形成囊袋；W. 可容纳 3 指；X. 填塞纱绢，缝合固定，术毕

治疗体会

○ 阴道再造术的方法有多种，笔者推崇以上两种创伤小、代价低的术式，选材于来自体表的修复材料，成功率及安全性较高，操作简单、方便。

○ 不要轻易采用内脏器官肠段。

第十节·盆底肌、尿道括约肌松弛

年龄、分娩、肥胖等生理性因素均会导致盆底局部肌肉退化、松弛，由于盆底支持组织平滑肌纤维变细、排列紊乱、结缔组织纤维化和肌纤维萎缩导致局部结构的形态变化，如造成盆腔脏器形状的改变（如盆腔脏器脱垂）或畸形，尿道黏膜的封闭功能减退、尿道括约肌的功能下降，继而导致控尿功能的障碍（如压力性尿失禁）。

压力性尿失禁（stress incontinence，SUI）是指打喷嚏或咳嗽等腹压增高时出现不自主的尿液自尿道外口渗漏，症状为咳嗽、打喷嚏、大笑等腹压增加时不自主溢尿。体征是腹压增加时，能观测到尿液不自主地从尿道流出。尿动力学检查表现为充盈性膀胱测压时，在腹压增加而无逼尿肌收缩的情况下出现不随意漏尿。外阴检查可伴有盆底组织松弛的症状（图 6-72）。

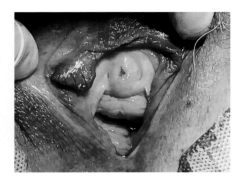

图 6-72　盆底组织松弛，常出现张力性漏尿

通常可采用各种材料悬吊尿道中段，固定尿道和增加尿道闭合压，从而达到治疗各种尿失禁的目的。常用的悬吊方法包括无张力尿道中段悬吊术（经阴道）、尿道－耻骨悬吊术（经阴道）、上尿道－耻骨悬吊术等（经耻骨）。

尿道中段吊带术·本术式为成熟、经典的治疗压力性尿失禁的手术，具有操作简单、创伤较小、并发症少且容易处理等优点。典型病例及分析详见病例 46。

【病例 46】

• 病史介绍：女性，75 岁，分娩四胎后尿道、阴道松弛，横向可容纳 3 指。

• 手术方法：尿道中段吊带术（经阴道）。

• 手术步骤：①插入导尿管，于尿道口下方 1 cm 处切开阴道前壁。②向两侧外上方分离，用吊带针向上刺破闭孔肌膜，穿出大腿内侧的预留小切口。③将吊带无张力置于尿道中段，调整与尿道间距。详见图 6-73。

• 术后随访：恢复顺利、效果良好。

• 注意事项：①局部肿胀麻醉，避免出血。②吊带不必过紧，不必打结固定，以免尿路不畅。

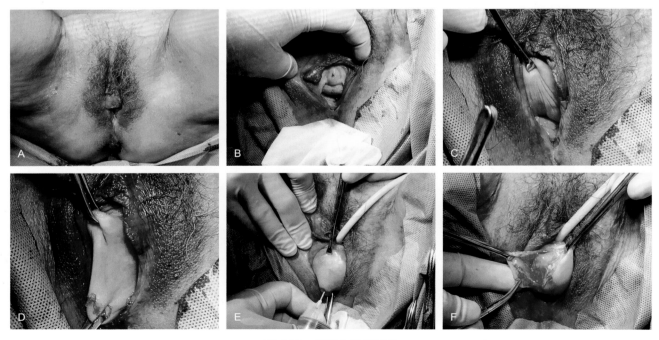

图 6-73　尿道中段吊带术
A. 消毒铺巾；B. 阴道消毒；C. 提起前壁；D. 确认切口；E. 局部麻醉；F. 切开黏膜，局部分离

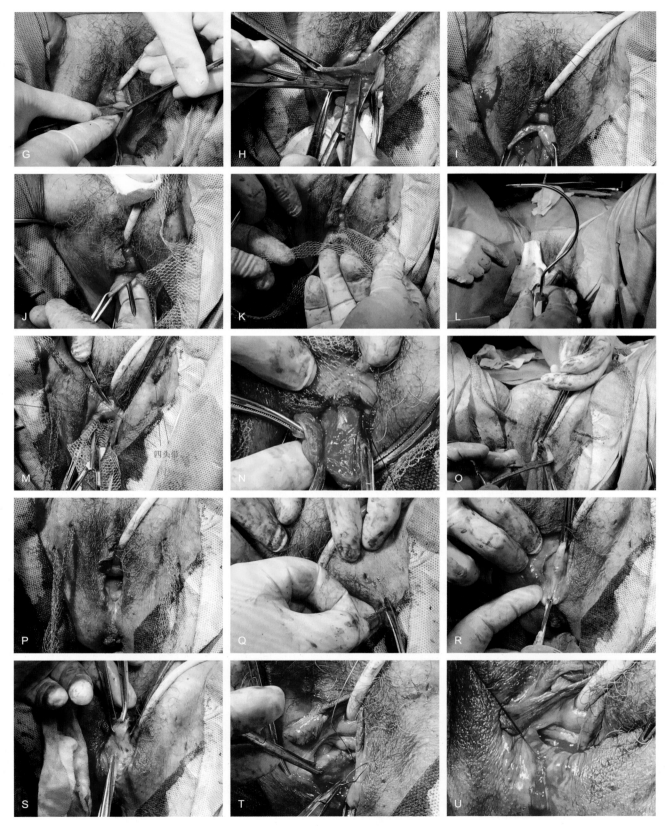

图 6-73（续） 尿道中段吊带术

G. 钝性剥离；H. 锐性分离；I. 4 个点位切开；J. 右上进针，黏膜出针；K. 导入网袋一头；L. 食指探索出针点；M. 同理导入网袋另一头；N. 同理导入下方的网带头；O. 缝合创口；P. 提紧网带 4 个头；Q. 剪除露出的网带头，前壁完成；R. 后壁麻醉；S. 切开并分离后壁；T. 紧缩后壁，缝合；U. 间断缝合

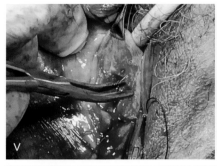
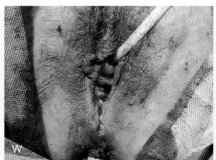
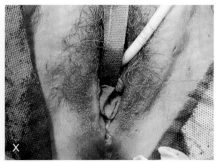
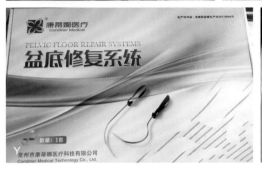
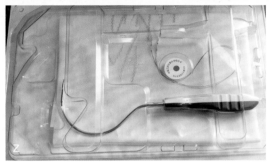

图 6-73（续） 尿道中段吊带术
V. 黏膜缝合；W. 术毕外形；X. 纱布填塞；Y. 选用材料；Z. 网带与导引钩针

治疗体会

- 尿道中段吊带术的原理为加强尿道中段的闭合压力，起到限制漏尿的作用。手术将人工网带埋置于尿道中段，4 个网带头向外上方向牵引，穿过周围肌层埋于皮下。
- 该术式是治疗压力性尿失禁主要的手术方式，创伤小，手术时间短，效果良好。多用于老年女性。

第十一节·阴道直肠瘘

直肠阴道瘘（rectovaginal fistula，RVF）是直肠和阴道两上皮表面之间的先天性或后天性通道。临床表现为阴道排气或排便，重者大便不能自控。多数患者需要手术干预。由于病变部位、局部解剖的特殊性和复杂性，手术难度大，术后感染、复发率高，检查阴道，可见粪便（图 6-74）。

阴道直肠瘘修复术 · 经阴道找到瘘口，于瘘口一圈做切口，切开黏膜，剥离瘘管，于瘘管底部结扎。用可吸收线做黏膜下双圈缝合，缝合黏膜。病情严重者，可以用局部皮瓣等综合方法修复会阴各层解剖结构（图 6-75，缺术中和术后资料）。

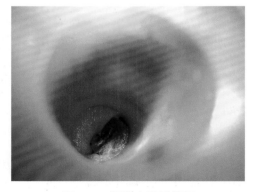

图 6-74 阴道内见到粪便

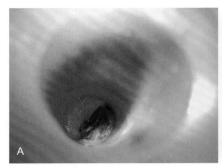
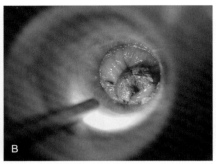

图 6-75　阴道直肠瘘
A、B. 阴道镜下见到粪便

第十二节 · 肛门失禁

　　直肠内粪便或气体不能自主控制而自行溢出，造成肛门失禁，其原因较多，包括先天缺陷（如肛门直肠先天畸形）、创伤（如肛管直肠部手术损伤括约肌）、神经系统疾病（如脊神经受损）、肛管直肠结肠疾病（如直肠脱垂引起肛门松弛）等。肛门失禁主要表现为行走或蹲起时粪便自然流出，排气时漏粪，常伴有肛周皮肤疼痛、瘙痒等。对一些经过保守治疗无效的直肠括约肌损伤、脊神经受损和先天畸形而致的肛管结构形态变化、畸形及其功能障碍的大便失禁，可以手术治疗。通过修复括约肌或重建括约肌方法来恢复肛门括约肌的功能。

　　手术方法包括肛管括约肌修补术、肛管前方括约肌折叠术、经阴道括约肌折叠术、Parks 肛管后方盆底修补术，下面着重介绍股薄肌瓣肛门功能重建术。

　　股薄肌瓣肛门功能重建术 · 该术式为成熟、经典的术式，选用修复、重建肛门括约肌功能的肌瓣，具有血供好、随意控制排便等优点。典型病例及分析详见病例 47。

【病例 47】

· 病史介绍：女性，27 岁，车祸后大便失禁 3 年，肛门松弛，横向可容纳 2 指。

· 手术方法：股薄肌瓣肛门功能重建术。

· 手术步骤：①切取一侧股薄肌瓣。②转移肌瓣，围绕肛周一圈，固定。③用食指伸入肛门，以指压鼻尖的压力为参考，调整肛门张力。详见图 6-76。

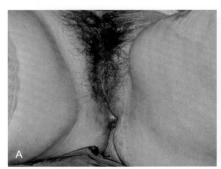
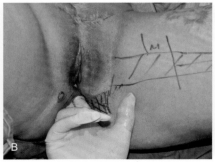
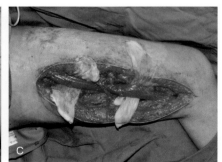

图 6-76　股薄肌瓣肛门功能重建术
A. 术前外形；B. 肛门松弛，股薄肌瓣设计；C. 切开解剖股薄肌

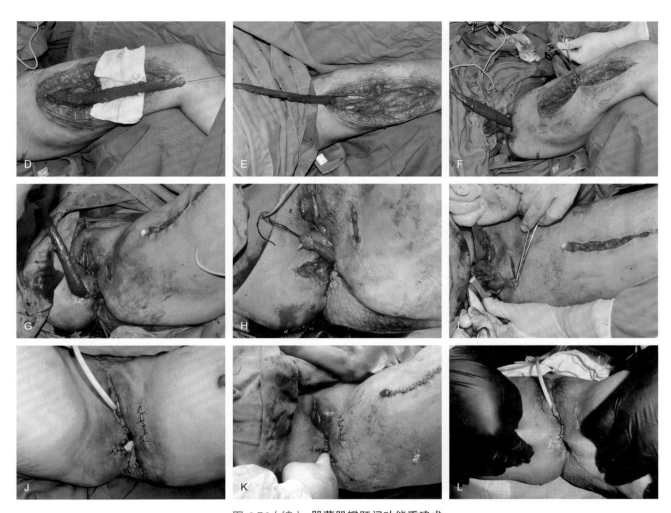

图 6-76（续） 股薄肌瓣肛门功能重建术

D. 分离股薄肌；E. 掀起肌瓣，蒂在近端；F. 穿过皮下隧道；G. 围绕肛门；H. 顺时针环绕，间断固定；I. 提紧肌瓣，固定局部；J. 缝合皮肤；K. 术毕外形，可容纳 1 指；L. 术后 3 周，愈合良好

- 术后随访：一期愈合，功能良好。
- 注意事项：①需熟悉解剖结构，保证肌瓣血供。②肌瓣张力不宜过紧，以免影响血供。

治疗体会

○ 本例由外伤导致的肛门失禁，利用左侧股薄肌以近端为蒂，围绕肛门修复，恢复、改善肛门功能，有一定的疗效。但由于多种因素并存，会影响效果。

第十三节·**阴道内壁充填**

一、概述

女性阴道有一个高度敏感区，在阴蒂没有被刺激的情况下，该区受压力刺激较易产生性高潮。这个可能存在的部分区域被 Grafengberg 等（1950 年）认定为 G 点，它是一个区域，不是一个点，其大小因人而异，约 1 分硬币大小。该区域由复杂的血管、神经、尿道旁腺环绕腺管、膀胱颈组织而成。有 G 点的妇女在性交中快感更强，性高潮来得更快。可通过手术注射材料的方法，增加、充实 G 点区域的接触感，以提高女性性生活的满意度。

二、手术方法

自体脂肪或玻尿酸是常用的注射材料。自体脂肪采集如同整形外科常规采集和制作方法一样。G 点的具体位置是阴道前壁，离阴道口约 3 cm 处，或见到 G 点有凸起的小颗粒。操作时，局部消毒，先进行局部麻醉，然后紧贴黏膜下进针阴道皱襞，避免进入深层而误入血管，造成血栓等严重并发症。用钝针边退边注射，遇到阻力时切勿强行用力推注。均匀地注入材料，一般用量为 1~5 mL。详见病例 48。

【病例 48】
- 病史介绍：女性，32 岁，顺产一胎。主诉性生活不敏感，临床表现为阴道前庭松弛、黏膜较薄。
- 手术方法：玻尿酸凝胶阴道充填。
- 手术步骤：① G 点定位为阴道前壁，距阴道口 3 cm。②局部 1% 利多卡因 5~10 mL 局部麻醉。③以 G 点为圆心，局部注射凝胶材料 4 mL。详见图 6-77。

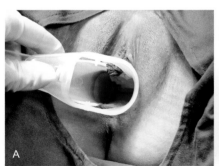
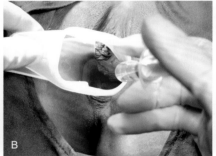
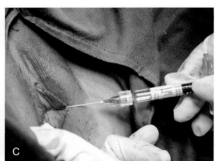
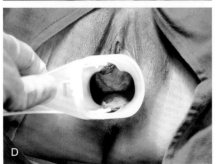

图 6-77　玻尿酸凝胶阴道充填
A. 内镜检查，前壁平坦；B. 局部麻醉；C. 注射凝胶；D. 术后观察，前壁丰满

- 术后随访：①术后无明显并发症。②有效期与玻尿酸吸收的时间相同。
- 注意事项：注意避开尿道。

治疗体会

○ 注射材料为自体脂肪颗粒或人工合成材料。
○ 增敏的原理可能是材料对阴道空间的占位，从而增加了接触面和接触机会。
○ 本术式治疗理念、效果等不太确切，有待进一步观察、探索。

第十四节 · **女性私密综合手术**

根据患者的需要可以将多项私密手术进行组合，如三项、四项手术同步完成，操作方法与上同理，效果往往会叠加，达到综合治疗的效果。

1. **私密综合三项手术** · 典型病例及分析详见病例49。

【病例49】

- 病史介绍：女性，29岁，分娩一胎。
- 手术方法：阴道紧缩术 + 阴蒂包皮切除术 + 小阴唇缩小术三项整形术。
- 手术步骤：详见图6-78。
- 术后随访：愈合良好，恢复顺利。
- 注意事项：侧壁缩阴的同时可后壁缩阴、抬高，效果更好。

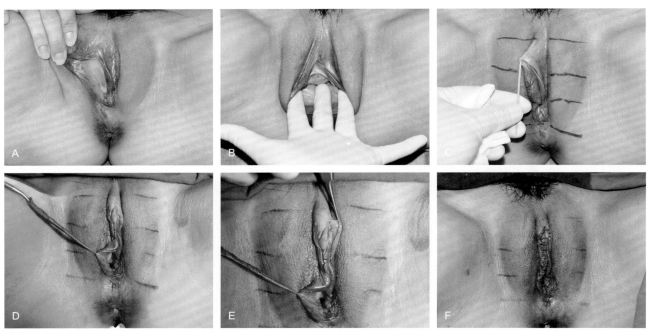

图 6-78　私密综合三项手术
A. 术前外形；B. 松弛可容纳4指；C. 阴蒂包皮；D. 切除包皮；E. 边切右侧小阴唇；F. 间断缝合

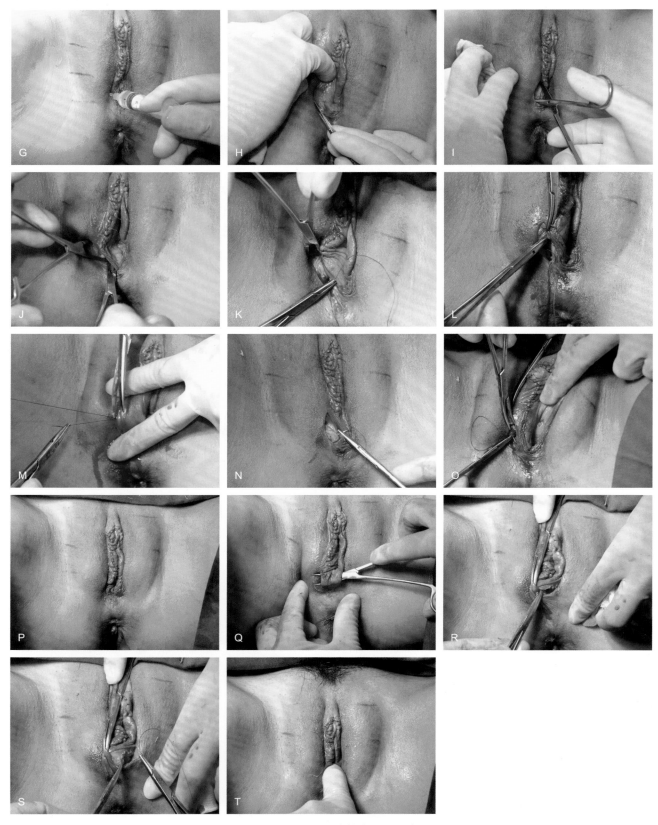

图 6-78（续） 私密综合三项手术

G. 局部麻醉；H. 两侧切口；I. 潜行分离；J. 钝性分离；K. 下端进针；L. 上端出针；M. 提紧打结；N、O. 荷包缝合，由深至浅缝 5 圈；P. 双侧同理操作；Q. 皮下隧道；R. 交叉缝合；S. 紧缩上提；T. 术毕，可容纳 1 指

2. 私密综合四项手术 · 典型病例及分析详见病例 50 和病例 51。

【病例 50】
- 病史介绍：女性，39 岁，分娩二胎。
- 手术方法：阴道紧缩术 + 阴蒂包皮切除术 + 小阴唇缩小术 + 大阴唇充填术四项整形术。
- 手术步骤：详见图 6-79。
- 术后随访：愈合良好，外形、功能满意。

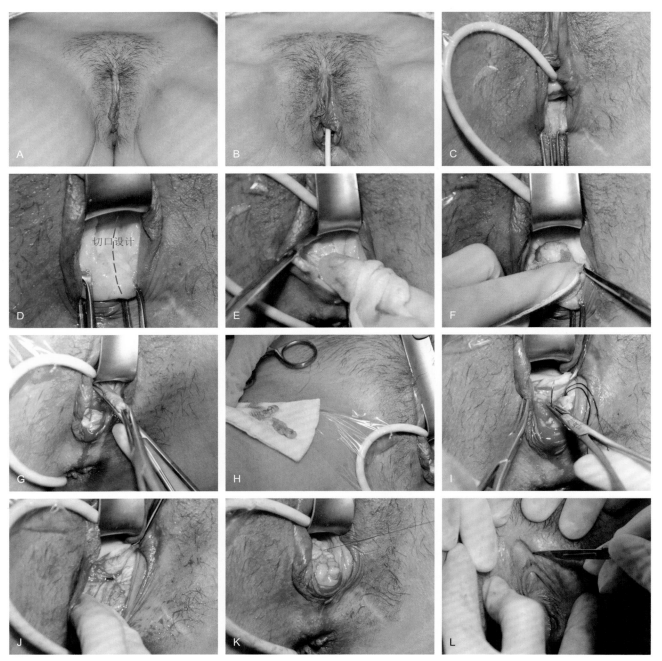

图 6-79　私密综合四项手术

A. 术前形态；B. 插入导尿管；C. 阴道后壁紧缩（第 1 项手术）；D. 后壁切口设计；E. 切开后壁，剥离右侧；F. 剥离左侧；G. 切除多余的黏膜；H. 切除的组织；I. 缝合左右的深层（肌层）；J. 逐层缝合，紧缩后壁；K. 缝合浅层，第 1 项手术完成；L. 阴蒂包皮根部切口（第 2 项手术）

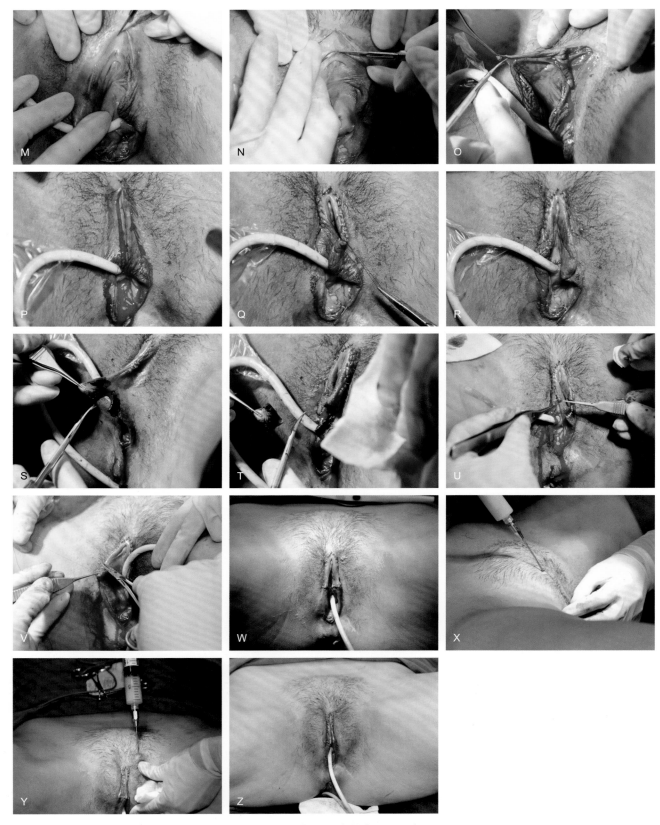

图 6-79（续） 私密综合四项手术

M. 切开上缘；N. 切开下缘；O. 掀起并切除黏膜；P. 缝合顶端；Q. 缝合边缘；R. 缝合完毕，第 2 项手术完成；S. 楔形切开小阴唇（第 3 项手术）；T. 切除小阴唇；U. 缝针止血；V. 分三层（内、中、外）缝合；W. 缝合完毕，第 3 项手术完成；X~Z. 大阴唇脂肪充填（10~20 mL）术毕形态，第 4 项手术完成

【病例 51】

- 病史介绍：女性，32 岁，分娩一胎。
- 手术方法：G 点增敏术 + 阴蒂包皮切除术 + 小阴唇缩小术 + 阴道紧缩术大四项整形术。
- 手术步骤：详见图 6-80。
- 术后随访：愈合良好，外形、功能满意。

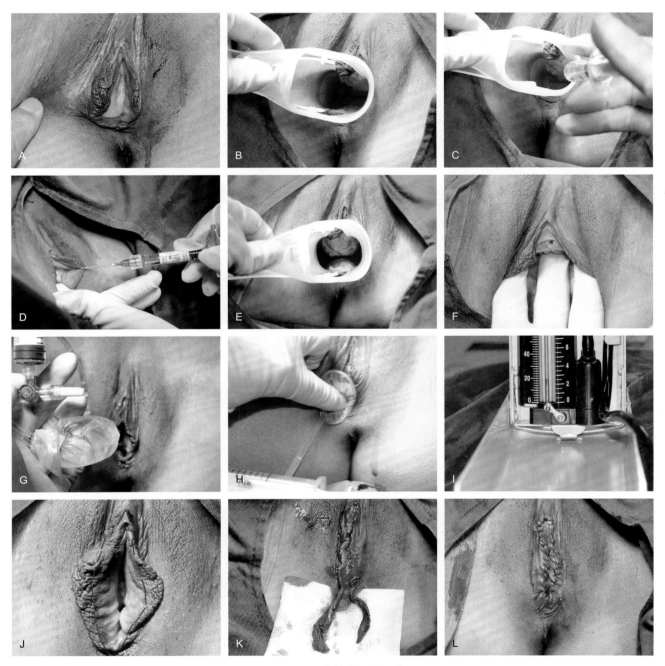

图 6-80　私密综合四项手术

A. 术前外形；B. 第 1 项手术：阴道前壁 G 点增敏术；C. 局部麻醉；D. 注射人工材料凝胶；E. 注射后局部隆起，术毕；F. 阴道松弛，可容纳 3 指；G. 测试水囊；H. 放水后植入阴道；I. 术前测压，20 mmHg；J. 第二和第三项手术：阴蒂包皮、小阴唇缩小；K. 切除阴蒂包皮、小阴唇；L. 间断、连续缝合，第二和第三项手术完成

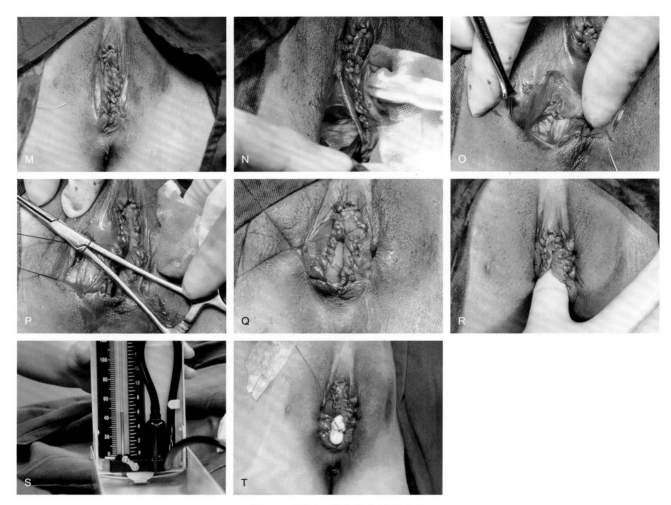

图 6-80〔续〕 私密综合四项手术

M. 第 4 项手术：缩阴术（侧切口）；N. 切开分离（同前）；O. 逐层间断缝合；P. 双圈缝合；Q. 分层缝合，双侧同理；R. 术毕，可容纳 1 指；S. 术毕测压：54 mmHg；T. 术毕，纱卷填塞，系线固定

治 疗 体 会

◦ 对阴道松弛的认识：根据临床实践观察与分析，笔者认为阴道松弛的方向是横向（横轴），不是纵向（纵轴）。

◦ 对缩阴术式的理解：阴道松弛是阴道壁的肌层松弛，紧缩阴道肌层才会达到缩阴目的。切除阴道黏膜没有缩阴的作用，只是便于手术操作而已。

◦ 对缩阴术式的选择：由以上两点的理解，笔者首选推荐阴道外阴唇沟（侧壁）紧缩术，其他的术式作为备用或联合应用。

◦ 多项手术同时进行效果叠加，但并发症风险也会叠加。

· 参考文献 ·

[1] 王炜 . 中国整形外科学 [M]. 杭州：浙江科学技术出版社 , 2019.

[2] 曹玉娇 . 女性外阴美学初步研究及基于小阴唇精细解剖的小阴唇缩小整形术术式改良 [D]. 北京协和医学院 , 2015.

[3] 陈晓芳 , 胡守舵 , 刘惠铂 , 等 . 埋没导引针缝合法和阴道后壁黏膜切除法治疗阴道松弛的临床效果比较 [J]. 中华医学美学美容杂志 , 2015, 21(2): 80-83.

[4] 刘冰 , 王迪 , 鞠孟然 , 等 . 内外侧分区设计改良去皮法治疗小阴唇肥大 [J]. 中华整形外科杂志 , 2018, 34(8): 601-605.

[5] 刘琳 , 崔光怀 . 阴道紧缩术相关研究新进展 [J]. 中华整形外科杂志 , 2019, 35(9): 943-946.

[6] 戚可名 , 郝允荣 , 康卓 , 等 . 不损伤黏膜的阴道紧缩术 [J]. 中华整形烧伤外科杂志 , 1997, 13(2): 148.

[7] 戚可名 , 王佳琦 , 刘珍君 , 等 . 女性美容整形外科学 [M]. 北京：人民军医出版社 , 2001.

[8] 田雅光 , 陶凯 , 黄威 , 等 . 扩大的直接切除法小阴唇缩小术 [J]. 中国整形美容外科杂志 , 2014, 25(5): 268-270.

[9] 邢新 , 欧阳天祥 , 李军辉 , 等 . 阴蒂成形术 11 例报告 [J]. 中华整形外科杂志 , 2001, 17(3): 170-172.

[10] 徐寿英 . 阴道紧缩整形术 68 例体会 [J]. 中华整形烧伤外科杂志 , 1995, 11(6): 424.

[11] 姚建民 , 丁晟 , 马亮 , 等 . V-Y 切口阴道紧缩成形术 [J]. 中国美容整形外科杂志 , 2009, 20(6): 3.

[12] Grafengberg E. The role of urethra in female orgasm[J]. Int J S exol, 1950, 3: 145-148.

[13] Eserdağ S, Kurban D, Kisel I M, et al. A New practical surgical technique for hymenoplasty: primary repair of hymen with vestibulo-introital tightening technique[J]. Aesthet Surg J, 2021, 41(3): 333-337.

[14] Adamo C, Corv I M. Cosmetic mucosal vaginal tightening (lateral colporrhaphy): improving sexual sensitivity in women with a sensation of wide vagina[J]. Plast Reconstr Surg, 2009, 123(6): 212e-213e.

[15] Alter G J. A new technique for aesthetic labia minora reduction[J]. Ann Plast Surg, 1998, 40(3): 287-290.

[16] Cho I H Y, Kim K T. A new method for aesthetic reduction of labia minora (the deepithelialized reduction of labioplasty)[J]. Plast Reconstr Surg, 2000, 105(1): 419-422; discussion 423-424.

[17] Goodman M P, Placik O J, Matlock D L, et al. Evaluation of body image and sexual satisfaction in women undergoing female genital plastic/cosmetic surgery[J]. Aesthet Surg J, 2016, 36(9): 1048-1057.

[18] Kelishad I S S, Elston JB, Rao A J, et al. Posterior wedge resection: a more aesthetic labiaplasty[J]. Aesthet Surg J, 2013, 33(6): 847-853.

[19] Motakef S, Rodriguez-Feliz J, Chung M T, et al. Vaginal labiaplasty: current practices and a simplified classification system for labial protrusion[J]. Plast Reconstr Surg, 2015, 135(3): 774-788.

[20] Muhleman M A, Aly I, Walters A, et al. To cut or not to cut, that is the question: a review of the anatomy, the technique, risks, and benefits of an episiotomy[J]. Clin Anat, 2017, 30(3): 362-372.

[21] Oranges C M, Schaefer K M, Haug M, et al. Psychological outcomes of labiaplasty: a prospective study[J]. Plast Reconstr Surg, 2017, 140(3): 506e-507e.

[22] Özer M, Mortimore I, Jansma E P, et al. Labiaplasty: motivation, techniques, and ethics[J]. Nat Rev Urol, 2018, 15(3): 175-189.

[23] Solank I N S, Tejero-Trujeque R, Stevens-King A, et al. Aesthetic and functional reduction of the labia minora using the Maas and Hage technique[J]. J Plast Reconstr Aesthet Surg, 2010, 63(7): 1181-1185.

[24] Sorice S C, Li A Y, Canales F L, et al. Why women request labiaplasty[J]. Plast Reconstr Surg, 2017, 139(4): 856-863.

[25] Sorice-Virk S, Li A Y, Canales F L, et al. Comparison of patient symptomatology before and after labiaplasty[J]. Plast Reconstr Surg, 2020, 146(3): 526-536.

[26] Turin I T, Weck Roxo A C, Serra-Guimarães F, et al. The Impact of Labiaplasty on Sexuality[J]. Plast Reconstr Surg, 2018, 141(1): 87-92.

[27] Dan mon O'Dey. Vulvar Reconstruction Following Female Genital Mutilation/Cutting(FGM/C) and other Acquired Deformities[M]. New York: Springer, 2019.

[28] Kirschner-Hermanns R, Wein B, Niehaus S, et al.The contribution of magnetic resonance imaging of the pelvic floor to the understanding of urinary incontinence[J]. Br J Urol, 1993, 72(5 Pt 2): 715-718.

[29] Tunn R, Paris S, Fischer W, et al.Static magnetic resonance imaging of the pelvic floor muscle morphology in women with stress urinary incontinence and elvic prolapse[J]. Neurourol Urodyn, 1998, 17(6): 579-589.

[30] DeLancey J, Kearney R, Chou Q, et al. The appearance of levator ani muscle abnormalities in magnetic resonance images after vaginal delivery[J]. Obstet Gynecol, 2003, 101(1): 46-53.

第七章
假两性畸形

性别畸形表现为染色体、性腺及内外生殖器变异的疾病，其临床表现、染色体检查、实验室检查、影像学检查及诊断标准等详细资料，请参考有关人体解剖学、遗传学、整形外科学、泌尿外科学、妇科学等相关学科的学术专著。该病病情复杂，变化多样，一般分为男性假两性畸形和女性假两性畸形。

（1）男性假两性畸形：临床表现为乳房发育、睾丸异位、阴茎不发育或发育不良、阴蒂发育、异常阴道等。主要是外生殖器的整形，包括阴茎矫正、再造，阴道成形、尿道下裂修复、阴蒂阴唇成形及阴道外口增宽、睾丸下降等手术。

（2）女性假两性畸形：临床表现外生殖器畸形呈男性表现，如阴蒂增大、尿道下裂、大阴唇闭合等。整形外科手术有阴蒂成形术、尿道下裂修复术、阴道成形术、阴道开大术等。

手术方法主要根据患者的心理性别取向，以体内性腺的属性、外阴局部条件等因素为参考来选择。

第一节 · **阴蒂肥大畸形**

阴蒂成形术

切除肥大的阴蒂，保留带血管神经束的阴蒂顶端的组织。重塑符合患者心理的阴蒂外形与保留感觉功能是本术式的原则与目的。典型病例及分析详见病例1至病例3。

【病例1】
· 病史介绍：女性，42岁，未婚，阴道发育不全，阴蒂肥大畸形，性取向女性。
· 手术方法：阴蒂缩小成形术。
· 手术步骤：①切口设计，于阴蒂背面设计纵向切口，长度与阴蒂等长。②切开皮肤，剥离阴蒂。③切除大部分阴蒂，保留一整条富含神经的阴蒂背侧的组织。④回缩、成形阴蒂，将阴蒂包皮分成两半，形成小阴唇。详见图7-1。
· 术后随访：外形良好。
· 注意事项：①纵向切开、切取阴蒂神经束，保全神经的连续性。②回植阴蒂如遇组织量较大时，只要局部松解周围皮肤即可。

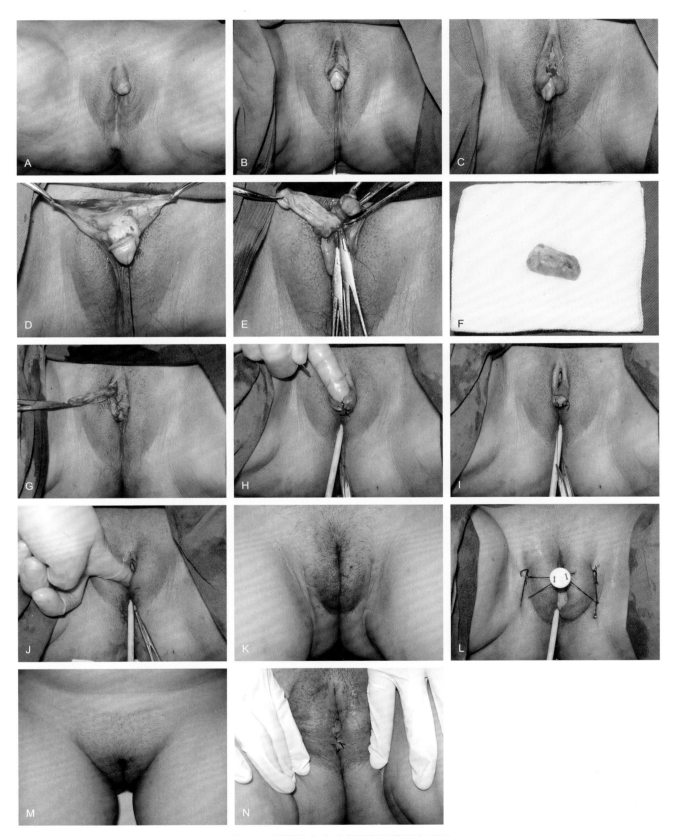

图 7-1　阴蒂缩小成形术修复阴蒂肥大畸形

A. 阴蒂肥大；B. 切口设计；C. 切开皮肤；D. 分离阴蒂；E. 保留一束，制作阴蒂；F. 切除的阴蒂；G. 利用包皮制作阴唇；H. 间断缝合；I. 回植阴蒂；J. 内翻阴蒂包皮；K. 阴唇成形；L. 留置模具，缝合固定；M、N. 术后 2 周外形，愈合良好

【病例 2】

- 病史介绍：女童，6 岁，阴蒂肥大，呈男性样，无睾丸，无阴道畸形。
- 手术方法：阴蒂缩小成形术。
- 手术步骤：同病例 1，详见图 7-2。
- 术后随访：一期愈合，外形良好。

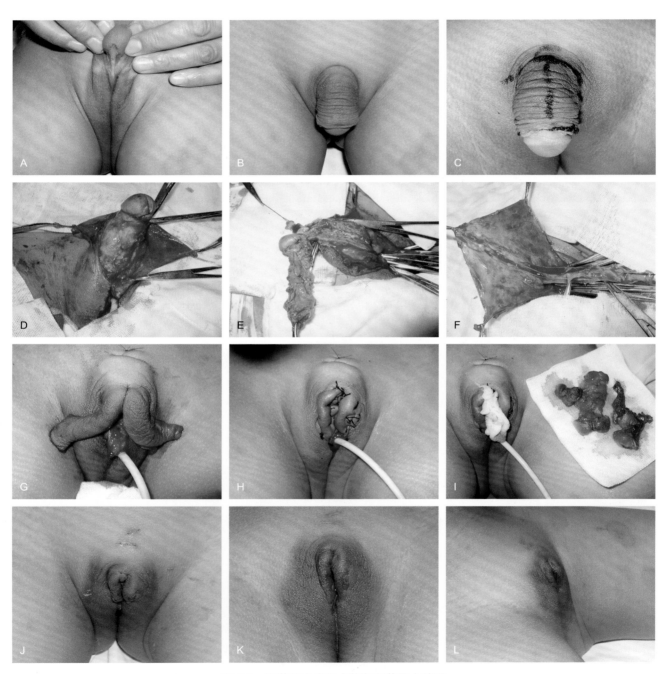

图 7-2　阴蒂缩小成形术修复阴蒂肥大畸形

A. 尿道下裂；B. 阴蒂肥大；C. 切口设计；D. 切开包皮；E. 保留一束阴蒂；F. 剥离阴蒂；G. 切开包皮；H. 制作阴唇；I. 切除阴道及包皮；J. 术毕时形态；K、L. 术后 1 周形态（正面观与侧面观）

【病例 3】

- 病史介绍：男性，33 岁，阴茎发育不全，尿道下裂，隐睾，性心理取向女性。
- 手术方法：阴蒂成形术及隆胸术。
- 手术步骤：同病例 1，详见图 7-3。
- 术后随访：术后恢复顺利。

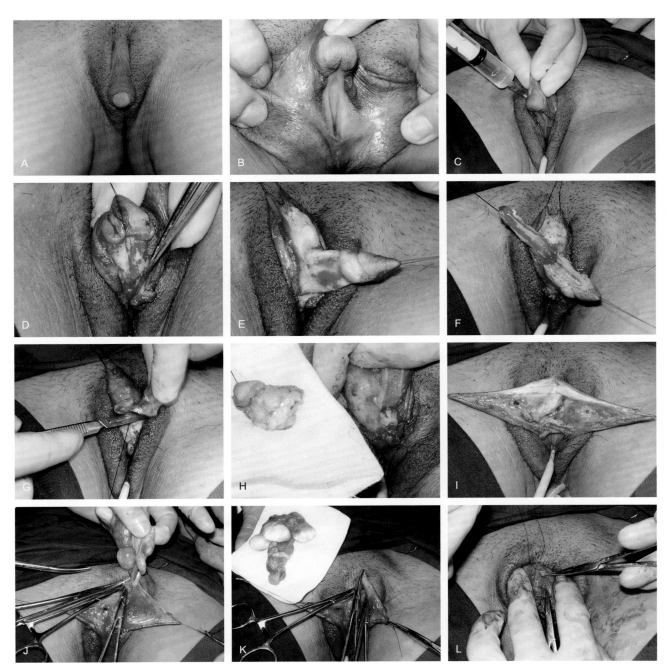

图 7-3　阴蒂缩小成形术与隆胸术

A. 阴蒂肥大；B. 尿道下裂；C. 肿胀麻醉；D. 切开阴蒂；E. 剥离阴蒂；F. 保留一束；G. 分离阴蒂；H. 切除阴蒂；I. 潜行分离；J. 解剖隐睾；K. 隐睾切除；L. 回植阴蒂

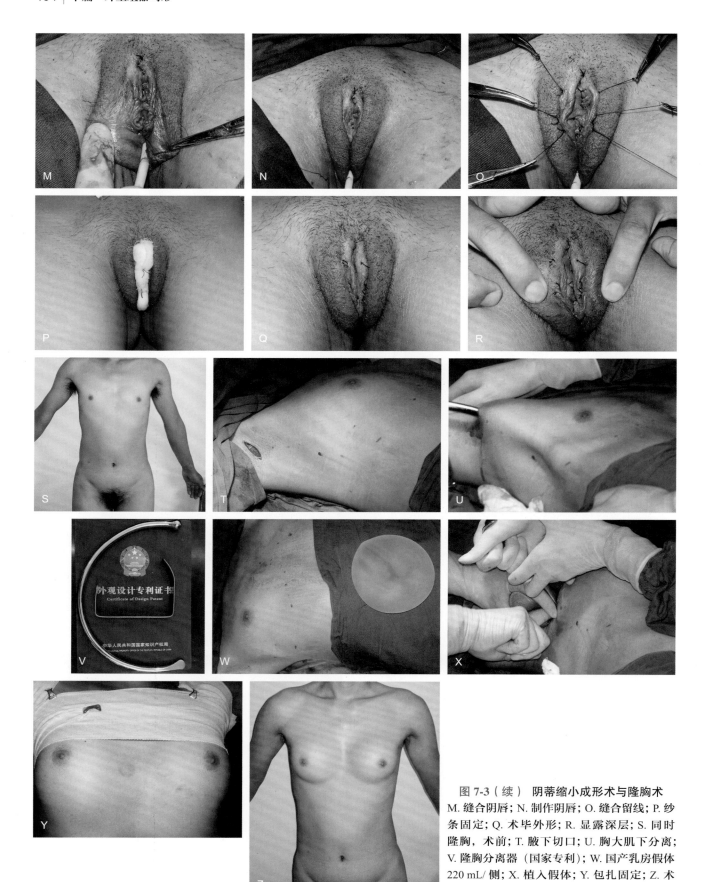

图 7-3（续） 阴蒂缩小成形术与隆胸术
M. 缝合阴唇；N. 制作阴唇；O. 缝合留线；P. 纱条固定；Q. 术毕外形；R. 显露深层；S. 同时隆胸，术前；T. 腋下切口；U. 胸大肌下分离；V. 隆胸分离器（国家专利）；W. 国产乳房假体 220 mL/ 侧；X. 植入假体；Y. 包扎固定；Z. 术后形态

治疗体会

○ 切除大部分阴蒂，保留一束作为敏感的蒂点。

○ 皮瓣设计以中线为切线，分离后正好形成阴唇。

○ 制作阴唇、维持外形，缝合时需用 5-0 可吸收线做皮下深层缝合。

第二节 · 隐睾畸形

睾丸不能正常下降至阴囊，造成不同程度的睾丸下降不全，成为隐睾。检查患侧阴囊空虚，如为双侧隐睾，阴囊不明显。部分患者在腹股沟区可见局部隆起。可并发腹股沟疝、睾丸恶性变、睾丸创伤甚至男性不育症。如确认性趋向为男性的假两性畸形患者，可行睾丸下降术。

睾丸下降术

本手术是将隐藏于腹股沟的睾丸通过松解精索下降至阴囊。典型病例及分析详见病例 4。

【病例 4】

• 病史介绍：男性假两性畸形，24 岁，未婚，男性外生殖器发育不良，阴茎短小，左侧隐睾畸形（隐睾位于腹股沟）。

• 手术方法：阴茎延长 + 隐睾下降术。

• 手术步骤：①切口设计，于阴茎根部背侧设计 W 形切口。②切开皮肤，分离皮下，于腹股沟处找到左侧隐睾。③用术者手指分离阴茎背侧的牵拉束带，松解、释放隐藏于深部的阴茎体，隐藏阴茎，深部拉拢脂肪缝合，封闭空腔。松解睾丸周围的纤维、束带，下降隐睾至阴囊内。引线出阴囊，与大腿内侧皮肤缝合、固定。④缝合创面。详见图 7-4。

• 术后随访：一期愈合，外形良好。

• 注意事项：①分离隐睾时保留血供，以免睾丸坏死。②下降睾丸时，及时缝合下降通道，以免回缩。

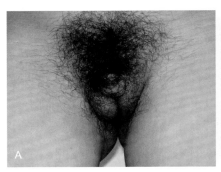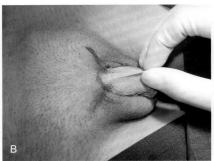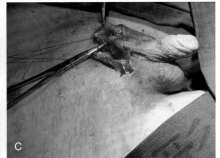

图 7-4　阴茎延长 + 隐睾下降术
A. 阴茎短小、隐睾；B. 切口设计；C. 切开皮肤

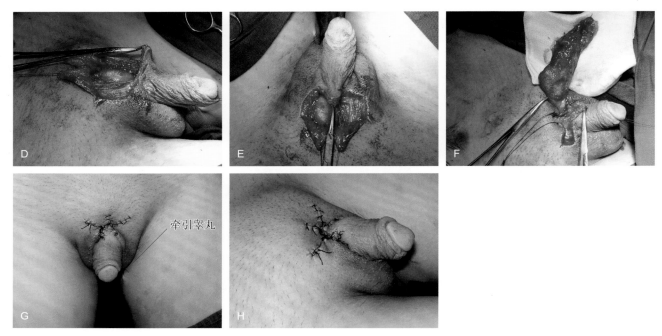

图 7-4（续） 阴茎延长 + 隐睾下降术

D. 找到隐睾；E. 松解阴茎背韧带，延长阴茎；F. 游离隐睾；G. 大腿侧面，缝针固定睾丸；H. 缝合创面，术毕

治疗体会

○ 隐睾病例常合并阴茎发育不良或其他畸形，根据病例具体情况，可同时矫正。

参考文献

[1] Lam P N, Greenfield S P, Williot P. 2-stage repair in infancy for severe hypospadias with chordee: long-term results after puberty[J]. J Urol, 2005, 174(4 Pt 2): 1567-1572; discussion 1572.

[2] 王炜. 中国整形外科学 [M]. 杭州：浙江科学技术出版社，2019.

第八章

易性病

易性病的病因十分复杂，至今仍在观察、研究之中。该病的诊断无客观依据，病情有轻、有重，手术后对个人生活、就职、家庭、社会的融入都会产生一定的影响，手术治疗必须十分慎重。借鉴国内有关文献报道、可以参考的手术适应证包括：①易性病确诊无误。②术前连续接受心理治疗和药物治疗不少于1年，无效果。③病情严重，已经严重影响生活乃至生命。④有强烈的变性要求，在日常生活中已经以异性角色试行2年以上，变性要求无反复。⑤没有其他手术禁忌证。⑥符合有关变性手术的法律条件。⑦医疗机构须符合相应资质。

易性术

易性病的手术治疗是指手术切除其原有的外生殖器改成异性的体表结构，切除性腺，进行体表形态重塑，符合或趋向其自我性别的认定，消除其性别身份识别障碍，达到心理平衡。这就是本文所称的易性术。

（一）男性变女性

手术方案包括：①切除阴茎、睾丸。②外阴造穴，阴道成形。③假体隆胸。

阴道成形术常用的手术方法很多，如游离组织移植法、带蒂组织移植法和人工材料阴道再造术三大类。

（1）游离组织移植：如断层皮片、中厚皮片、全厚皮片、网状皮片、自体盆腔腹膜、口腔黏膜、异体组织移植，如羊膜、胎儿皮和异种组织移植（青蛙皮）等方法。

（2）带蒂组织移植覆盖创面：带蒂皮瓣移植（如阴唇皮瓣、阴股沟皮瓣、腹股沟皮瓣、下腹壁皮瓣、阴茎阴囊皮瓣等）、带蒂肌皮瓣移植（如股薄肌皮瓣、腹直肌皮瓣等）、带蒂浆膜瓣移植（如腹膜代阴道手术）和带蒂肠管移植（如带蒂乙状结肠、带蒂回肠等）。

（3）人工材料阴道成形术：①脱细胞异体真皮基质移植阴道再造术。②组织工程化技术阴道再造术。典型病例及分析详见病例1。

【病例1】

• 病史介绍：男性，23岁，男性性征发育正常，确诊易性病，要求变性，术前经各项严格的准备。

- 手术方法：①假体隆胸术。②阴茎、睾丸切除，阴道再造术。
- 手术步骤：①经腋下切口，胸大肌下每侧置入假体 260 mL。②外生殖器切口设计：阴茎腹侧纵向直切口，阴囊设计倒 U 字形切口，蒂在会阴一侧（下方）。③切开阴茎包皮，分离出完整阴茎，保留一条神经束带蒂点状龟头，切除阴茎海绵体及尿道海绵体。切开阴囊，分离、切除睾丸、精索。④于尿道下方钝性向深层及两侧分离，深达 9 cm。将阴囊翻转制作成管状的囊袋，植入制备腔穴。阴茎包皮修复局部创面，留置阴道模具。详见图 8-1 和图 8-2。
- 术后随访：一期愈合，外形良好。
- 注意事项：①术中注意观察、保证皮瓣蒂部血供。②阴道造穴时宜用生理盐水局部注射，不容易出血。③术后佩戴阴道模具 1 年以上（参考第三章相关内容）。

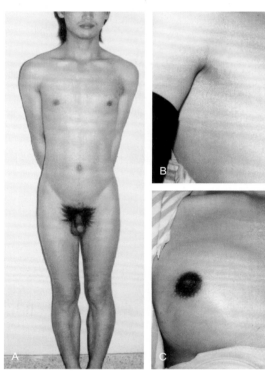
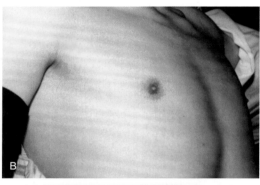
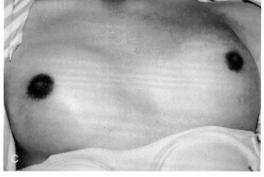

图 8-1　假体隆胸术
A. 术前形态；B. 术前，平胸；C. 隆胸，每侧置入假体 260 mL

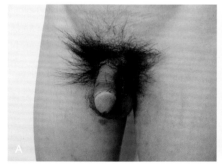
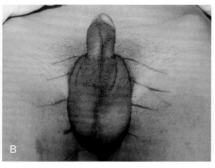
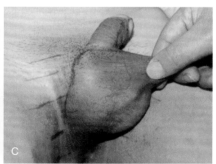

图 8-2　外生殖器整形术，切除阴茎、睾丸，阴道重建术
A. 术前外形；B. 定位划线；C. 切口设计

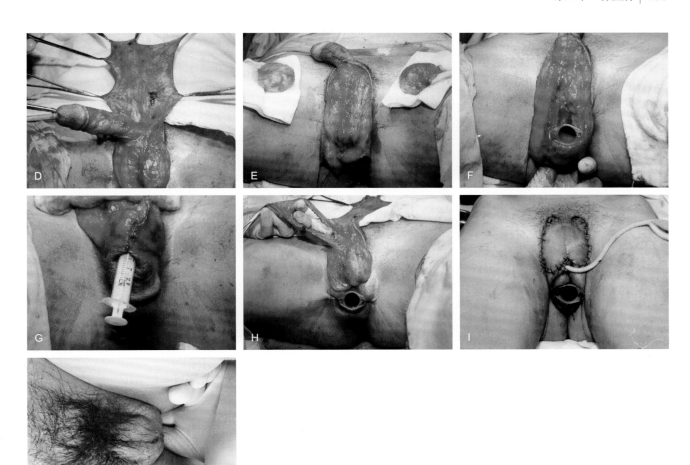

图 8-2（续） 外生殖器整形术，切除阴茎、睾丸，阴道重建术
D. 切开阴囊，掀起皮瓣；E. 切除睾丸，翻转阴囊瓣；F. 阴道造穴；G. 制作阴道；H. 切除阴茎海绵体，保留部分龟头，制作阴蒂；I. 阴蒂成形，术毕；J. 术后半年，可容纳 2 指

治疗体会

○ 私密手术不能因为感觉比较隐私、神秘，或怕引起非议就轻易放弃，需要更多的专科医者去关心、爱护、救治这类患者。

○ 术前充分沟通，完善论证、确诊等各项流程，完成法律程序，签署医疗文书。

（二）女性变男性

女性变男性的手术方案：①乳房切除。②阴道、子宫及附件切除。③阴茎成形。

阴茎成形术包括前臂皮瓣游离移植阴茎成形术、带蒂岛状皮瓣移植阴茎成形术。

腹股沟皮瓣阴茎再造术·本术式为应用腹股沟局部皮瓣再造阴茎。典型病例及分析详见病例 2。

【病例 2】

· 病史介绍：女性，26 岁，女性阴道、子宫切除术后确诊易性病，男性性征和男性第二性征发育正常，术前经各项严格的准备，施行阴茎再造术。

· 手术方法：阴茎再造术（局部皮瓣）。

- 手术步骤：①阴股沟 A、B 皮瓣设计：A 瓣为阴茎皮瓣（9 cm×7 cm），B 瓣为尿道皮瓣（9 cm×3 cm）。②插入导尿管，切开 B 皮瓣，分离皮瓣包绕导尿管，形成尿道；切开、分离 A 皮瓣，包裹尿道皮瓣，阴茎成形（未用阴茎支撑物）。详见图 8-3。

- 术后随访：一期愈合，外形相似。

- 注意事项：①术中在深筋膜层分离，保证皮瓣蒂部血供。②术后可能尿瘘，可以二期修复。③根据需要，植入阴茎支架。

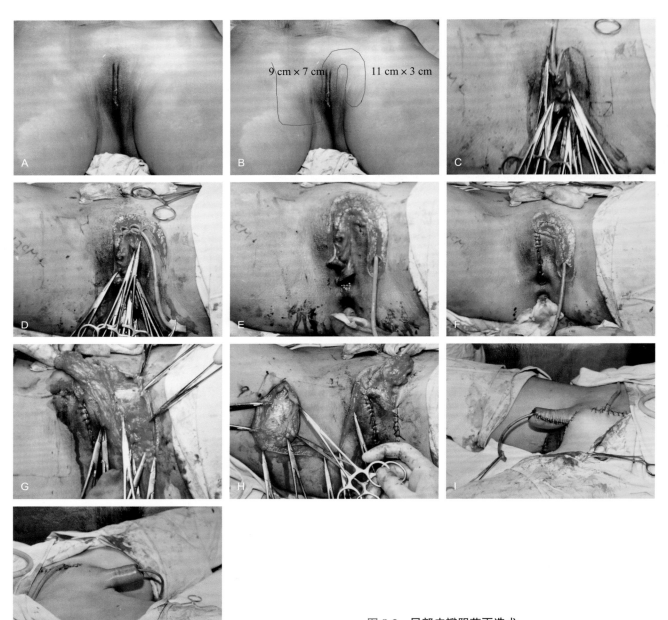

图 8-3 局部皮瓣阴茎再造术

A. 术前外形；B. 皮瓣设计；C. 插入导尿管；D. 制作尿道；E. 皮面向内，翻转包埋；F. 间断缝合；G. 尿道成形；H. 制作阴茎皮瓣；I. 包裹尿道皮瓣；J. 阴茎成形，手术完成

治疗体会

◦ 术前应确认无阴道，或阴道、子宫已经切除。

◦ 从严掌握手术指征。

◦ 根据患者要求后再造阴囊、睾丸。

· **参考文献** ·

[1] 王炜 . 中国整形外科学 [M]. 杭州：浙江科学技术出版社 , 2019.

[2] 陈华 , 李世荣 , 覃霞 , 等 . 两性畸形的临床研究进展 [J]. 中国美容整形外科杂志 , 2007, 18(4): 301-304.

[3] 薛文勇 , 齐进春 , 王晓路 , 等 . 14 例两性畸形外科手术治疗的经验总结 [J]. 中华泌尿外科杂志 , 2014, 35(2): 119-121, 339-341.

[4] 张敬德 , 戴海英 , 邢新 . 两性畸形的外科治疗 [J]. 中国美容整形外科杂志 , 2010, 21(9): 543-546.

[5] Eroğlu E, Tekant G, Gündoğdu G, et al. Feminizing surgical management of intersex patients[J]. Pediatr Surg Int, 2004, 20(7): 543-547.

[6] Hughes I A, Houk C, Ahmed S F, et al. Consensus statement on management of intersex disorders[J]. Arch Dis Child, 2006, 91(7): 554-563.